乳癌手術の
エキスパートを
目指す

乳房温存
オンコプラスティックサージャリー
ステップアップガイド

日本乳房オンコプラスティックサージャリー学会
乳房温存オンコプラスティクサージャリーワーキンググループ編

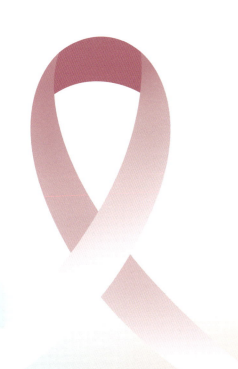

乳房温存オンコプラスティックサージャリー
ステップアップガイド
― 目　次 ―

| 序文 | 1 |

| 発刊に寄せて | 2 |

| I．乳房温存オンコプラスティックサージャリー
　　ステップアップガイド | 3 |

| II．Basic OPBCS | 12 |

| III．Volume displacement |

ステップ1 ... 19

ステップ2－①
　Periareolar mammoplasty ... 27

ステップ2－①
　Lateral mammoplasty ... 36

ステップ2－②
　V-mammoplasty ... 43

ステップ2－②
　Burow's triangle を応用した Rotation flap ... 51

ステップ2－②
　乳房縮小・固定術を応用した乳房部分切除術（vertical scar mammoplasty） ... 61

ステップ2－②
　Reduction mammoplasty ... 76

IV. Volume replacement

ステップ1
Abdominal advancement flap & modified abdominal advancement flap ……… 83

ステップ1
胸背皮膚脂肪筋膜弁（thoracodorsal adipofascial cutaneous flap）による補填術 ……… 90

ステップ1
乳房下溝線部脂肪筋膜弁（inframammary adipofascial flap） ……… 99

ステップ2
広背筋皮弁（latissimus dorsi musculocutaneous flap）による補填術 ……… 106

　★広背筋皮弁応用編
　脂肪付加広背筋皮弁（latissimus dorsi flap）による乳房切除後再建術 ……… 114

ステップ2
有茎穿通枝皮弁を用いたオンコプラスティックサージャリー① 側胸部 ……… 123

ステップ2
有茎穿通枝皮弁を用いたオンコプラスティックサージャリー② 乳房下部 ……… 133

序文

津川　浩一郎[1]

　最近の乳癌治療は分子標的薬の開発など薬物療法の開発により大きく進歩しています。一方で外科治療も再建手術の進歩，遺伝医療の普及による予防手術など，新しい適応や手法が広がっています。乳房温存手術は乳腺外科医にとって標準手術となって久しいですが，根治性と整容性を両立させる低侵襲な手術としての意義は変わりません。スペシャリストを目指す方々が多くの手術手技を学ぶなかで，乳房温存手術を究めることは重要であると考えます。

　さて，今回上梓される「乳房温存オンコプラスティックサージャリー（Oncoplastic Breast-Conserving Surgery）」は，著者である座波久光先生を中心として2021年1月から活動を開始してきた日本乳房オンコプラスティックサージャリー学会（JOPBS）内のワーキンググループである「乳房温存オンコプラスティックサージャリーワーキンググループ」（OPBCS WG）の集大成の一つといえるものです。本WGで議論されてきたOPBCSに関する手技習得のためのステップアップガイドに従い，豊富なイラストや写真とともに分かりやすい文章で構成されています。Basic OPBCSから国内外で開発された選りすぐりのVolume displacementとVolume replacement techniqueを，平易な手技より難易度の高い手技に系統的に解説されています。著者らの経験に基づき，欧米の教科書と異なった日本人女性の乳房に則した内容となっていることも実感いただけるかと思います。多くの医師に手技の実際を理解いただき，手術室で応用され，患者さんの満足度がより高い治療の実践に寄与できることを期待します。

　なお使用する用語については各学会の用語集またはガイドラインに従って，本特集では原則として，「JOPBSの用語集」を用いています（ホームページ参照：http://jopbs.umin.jp/member/yougo/index.php）。JOPBS用語集にない用語については「日本形成外科学会用語集」や「日本乳癌学会編：乳癌診療ガイドライン掲載の用語」を使用しています。

[1] 聖マリアンナ医科大学乳腺・内分泌外科

発刊に寄せて

座波　久光[1]
乳房温存オンコプラスティックサージャリーワーキンググループ委員長

　乳房全摘術＋再建術が一般的になったわが国でも，乳房部分切除術が乳癌手術のなかで最も多い術式であり，乳房温存療法が標準治療の主役であることに変わりはありません。切除断端の病理組織学的評価の向上や放射線治療を含む適切な局所療法と全身療法の併用により，近年の温存療法における局所再発率は，乳頭温存乳房切除術とほぼ変わりないほどの低率となりました。しかし，その非侵襲性のみを追求し，整容性が維持できない適応を無視した部分切除術の選択は，中・長期的に著しく患者さんのQOLを低下させることも広く知られてきました。

　整容性も含めた患者さんの長期のQOLを考慮しつつ，癌の根治を目指すためには，日進月歩で発展する乳房再建術と同様に，部分切除術においてもたゆまぬ手術技術の向上を目指していかなければなりません。そのツールの一つとして発展したのがオンコプラスティックサージャリーという分野です。オンコプラスティックサージャリーも現在では，部分切除から全摘後の再建まで，広い概念を包括する用語として使用されております。本書では，狭義のオンコプラスティックサージャリー，すなわち乳房部分切除におけるオンコプラスティックサージャリー（乳房温存オンコプラスティックサージャリー：oncoplastic breast-conserving surgery, 以下OPBCS）に焦点をあて，OPBCSの技術を効果的，かつ，段階的に学ぶためのステップアップガイドとして企画されました。

　本書は，オンコプラスティックサージャリーの分野でわが国を代表する9名の乳腺外科医と形成外科医による知識と技術の結晶であり，約4年間の歳月をかけて作り上げました。内容は，日本乳房オンコプラスティックサージャリー学会機関誌であるOncoplastic Surgery誌に2年間の企画・特集された「乳房温存オンコプラスティックサージャリーステップアップガイド特集」に掲載された論文をもとに構成されています。この特集で取り上げられた最新の知見と技術を，本書ではさらに整理・発展させて，読者の皆様が実践で役立てられるよう，分かりやすくまとめています。

　まず総論では，OPBCSの基本的な考え方とその重要性について詳しく解説しました。腫瘍の特性のみならず，患者さんの身体的および心理的な側面に配慮しながら，最適な術式を選択し，実践するための理論的な基盤を提供しています。これにより，読者の皆様が治療方針を立てる際の指針となることを目指しています。

　さらに各論では，多彩な15種類の手術手技を網羅し，具体的な手術手法を詳細に解説しています。これらの手技は，OPBCSにおける最新かつ実践的な技術を取り入れており，それぞれの手法について，手術の手順，注意点，術後管理などを豊富なイラストとともに分かりやすく説明しています。厳選されたいずれの術式には，わが国オリジナル，もしくは日本人女性に適した改良を加えられた技術がちりばめております。

　本ステップアップガイドは完成形ではありません。今後も新しい術式が組み込まれることによって，その時代に則したさらなる発展を遂げていくでしょう。常に最新の情報と技術を習得し，継続的なアップデートを通じて，読者の皆様と共に学び，成長し続ける存在でありたいと考えております。

　このプロジェクトの成功は，ひとえに執筆者の皆様の情熱と努力の賜物です。ご協力いただいたすべての皆様に心から感謝申し上げます。また，本書が乳癌治療に携わる多くの医師，そして患者さんにとって大きな力となることを切に願っております。

　最後に，本書の発刊にあたり，ご支援を賜りました出版社や関係者の皆様，特に日本乳房オンコプラスティックサージャリー学会の皆様に厚く御礼申し上げます。このガイドが，日本の乳房オンコプラスティックサージャリーの発展に貢献し，より多くの患者さんに笑顔を届けられる一助となることを心より祈念いたします。

[1] 中頭病院乳腺センター

I．乳房温存オンコプラスティックサージャリー ステップアップガイド

座波 久光，淺野 裕子，小川 朋子，喜島 祐子，佐武 利彦，津川 浩一郎，冨田 興一，藤本 浩司
JOPBS 乳房温存オンコプラスティックサージャリーワーキンググループ

■ はじめに

90年代初頭に欧州で萌芽した乳房温存術におけるオンコプラスティックサージャリー，いわゆる乳房温存オンコプラスティックサージャリー（oncoplastic breast-conserving surgery，以下 OPBCS）は，すでに世界中で数々の術式が開発され一般臨床で広く応用されている[1,2]。しかし，OPBCS の定義，分類や手技選択に関するアルゴリズムについては，いまだ世界共通で一般的に認められているものはない。また，日本人女性では乳房サイズ・形・下垂の程度などが欧米人と異なるため，乳房固定術や縮小術を基盤とした既存の欧米の分類や治療法選択のためのアルゴリズムを，そのままわが国の臨床に導入することは現実的ではない。そこで，わが国における OPBCS に関する諸問題を解決する目的で，日本乳房オンコプラスティックサージャリー学会（JOPBS）内に OPBCS に特化した「乳房温存オンコプラスティックサージャリーワーキンググループ」（OPBCS WG）を立ち上げて活動してきた。日本乳癌学会所属の乳腺外科医に対するアンケート調査[3] や OPBCS に関する定義や分類に関する論文をもとに，わが国に適した手技習得のためのステップアップガイドを作成した。そしてこのステップアップガイドをもとに，OPBCS に関してよりいっそう議論を高め，よりよい教育体制の確立や日常の乳癌診療の一助となりたいと考えている。

■ ステップアップガイドの作成方法

OPBCS に関する現状把握の方法としては，JOPBS より日本乳癌学会所属の乳腺外科医を対象として，2021年4月1日〜5月31日の期間，OPBCS についてのアンケート調査を行った[3]。

同時に，PubMed を用い，oncoplastic surgery，therapeutic mammoplasty，volume displacement，volume replacement をキーワードに英文で記載された文献検索を行った。抽出された論文のなかからさらに近年の欧米でのコンセンサスガイドラインに着目し，最終的に OPBCS の定義と分類について key となる10の論文を選定し吟味した（表1）[4]。また，わが国で出版された OPBCS に関する教科書，および1993〜2020年までの医中誌より，乳房温存術，オンコプラスティックサージャリーを key word で検索を行い，わが国で開発された OPBCS に関する術式の抽出と検討を行った。アンケート調査結果と抽出された文献を参考に，OPBCS WG メンバーによるコンセンサスベースを用いたわが国に適した OPBCS の手技習得のためのステップアップガイドを作成した。

■ 乳房温存オンコプラスティックサージャリー
(Oncoplastic Breast-conserving surgery：OPBCS)

Oncoplastic Breast Surgery は通常の温存術から全摘＋一次再建術までを含むきわめて広い概念であり，1990年代初頭に tumor-specific immediate breast reconstruction（TSIR）の同義語として Audretch ら[1] によって提唱された。その中核をなす，いわゆる OPBCS とは温存術によって生じた欠損部を volume displacement と volume replacement を用いて修復することである。先述のアンケート調査の結果でも，すでに約90％の乳腺外科医が通常の温存術でも欠損部は基本的に乳房内の周囲組織の剥離・移動で充填（glandular rearrangement）することを基本としていた[3]。そのような現状で，通常の温存術と OPBCS に明確な境界を定めることは実際には困難である。しかし，多くの乳腺外科医が，和訳困難な volume displacement がよく理解できないと回答していたため，以下のように OPBCS を大まかに解説して，volume displacement と volume replacement についてはステップアップガイドをそれぞれステップ1と2に分け

表1 Definition and classification of oncoplastic breast-conserving surgery[4]

Clough et al	Uses a bi-level classification system of oncoplastic surgery techniques based on the amount of tissue excised and the relative level of surgical difficulty. A level I approach (<20%) is based on dual-plane undermining, including the NAC, and NAC recentralization if nipple deviation is anticipated. No skin excision is required. A level I approach was indicated for up to approximately 20% tissue excision. Level II techniques allow for major volume resection (≧20%). This included more complex procedures derived from breast reduction techniques.
Hoffmann and Wallwiener	Oncoplastic breast surgery refers to any surgical procedure in which the primary surgical treatment strategy involves plastic surgical techniques for partial or complete reconstruction of the breast, or for correction of surgical defects to the thoracic wall. Breast-conserving procedures include mobilization (≧25%), tumor-adapted mastopexy with local flap reconstruction, reduction mammoplasty, and pedicled/free distant flap reconstruction.
Khayat et al	Three-level classification for oncoplastic breast surgery Level 1: Dual plane undermining, nipple undermining, glandular advancement and lumpectomy defect closure. Level 2: Glandular rotations, skin excision, de-epithelialization and NAC recentralization, round block (Benelli) mastopexy, crescent mastopexy, racquet mastopexy, hemibatwing and batwing mastopexy. Level 3: Reduction mammoplasty procedures with contralateral balancing procedures, Wise pattern reduction, vertical mammoplasty, V/J mammoplasty.
Macmillan and Mcculley	Oncoplastic surgery is classified into four main categories: simple wide local excision, therapeutic breast reduction, therapeutic mastopexy, and volume replacement.
Munhoz et al	Oncoplastic breast surgery includes volume displacement or replacement procedures, and sometimes includes contralateral breast surgery. The majority of reconstruction techniques are performed with one of six surgical options: breast tissue advancement flaps, lateral thoracodorsal flap, bilateral mastopexy, bilateral reduction mammaplasty, latissimus dorsi myocutaneous flap, and abdominal flaps.
Perez	Oncoplastic techniques are classified into two large groups: volume displacement procedures and volume replacement procedures. Volume displacement includes glandular rearrangement (advancement, rotation, or transposition flaps and reduction mammoplasties. Volume replacement includes autologous tissue flaps to replace excised breast such as the latissimus dorsi flap.
Weber et al	Oncoplastic breast surgery classification with four categories: conventional tumorectomy, oncoplastic mastopexy, oncoplastic tumorectomy, oncoplastic reduction mammoplasty. (1) Conventional tumorectomy refers to procedures with glandular re-approximation or direct wound closure. (2) Oncoplastic mastopexy is defined by non-oncological skin resection. This includes circumareolar mastopexy, also referred to as donut or round block (Benelli) mastopexy, triangle excision or V-mammoplasty, and nipple repositioning. (3) Oncoplastic tumorectomy consists of either the displacement of tailored glandular and dermoglandular flaps or volume replacement techniques, such as latissimus dorsi flap reconstruction (4) Oncoplastic reduction mammoplasty is defined by non-oncological breast tissue resection in addition to skin resection to reduce the volume of the breast for aesthetic reasons.
Chatterjee et al	The ASBrS oncoplastic surgery definition and classification system. Volume displacement is defined as closing the lumpectomy defect and redistributing the resection volume over the preserved breast, and is divided into two levels: level 1 (<20%) and level 2 (20–50%). Volume replacement includes those situations when volume is added using flaps or implants to correct the partial mastectomy defect.
Kaufman	To simplify the classification of oncoplastic techniques, we have used lower level, upper level, and highest level. Lower level; Aesthetic approach to incisions and resection. Partial breast reconstruction with local tissue flaps/reconstructive. lumpectomy. Techniques to recentralize the nipple (crescent, Benelli, etc.). Perform mastopexy for cancer resection or symmetry. Upper level; Perform breast reduction with/without nipple transfer. Perform augmentation mammoplasty. Perform mastopexy with implants. Highest level; Perform distant pedicled reconstruction (TRAM flap, latissimus dorsi flap, LICAP flap, etc.).
Weber	The Clough bi-level classification is recommended for standard use in clinical practice for indicating, planning, and performing oncoplastic breast surgery. The Hoffmann classification is recommended for surgical reports and billing purposes.

詳細な解説を加えることで理解を助けることとした。

■ OPBCSの解説

　OPBCSは，腫瘍学的に必要な切除のみでは，十分な整容性が確保されない乳房温存症例に対して，さまざまな形成外科的手技を用いて根治性と整容性の向上を図る取り組みである。乳房内の組織の移動により欠損部の充填を行う volume displacement と，乳房外の組織を移動して欠損部の充填を行う volume replacement というアプローチの異なる手技により構成される。

OPBCSステップアップガイド

　わが国における OPBCS の手術手技習得のためのステップアップガイドを作成するにあたり，参考にした論文とその要約を**表1**に示す[4]。本案は分類案ではな

表2 OPBCS ステップアップガイド[4]

I Basic OPBCS	OPBCS では，通常の温存術と同様に腫瘍の大きさ，広がり，位置，乳房の大きさ，腫瘍／乳房容積比の評価のみならず，以下も重要な評価項目である。

1）背景の乳房構成（脂肪性乳房，高濃度乳房）と皮膚の伸展性の評価
2）立位での乳房の全体的形態や下垂の有無とその程度の評価
3）乳頭・乳輪サイズと位置の評価や乳頭，乳房下溝線および皮膚切開線等のマーキング
4）術前（立位），術中，術後（立位）の写真撮影による評価
5）切除検体の重量（容量）測定
6）術前，術後ケア

II Volume displacement：

1. ステップ1：欠損部を修復するために，乳腺内の周囲組織・移動（glandular rearrangement）する。皮膚切開部位の工夫や乳頭乳輪の位置またはサイズを調整することで，さらに整容性の向上や乳頭乳輪の偏位・変形を予防することができる。
2. ステップ2：乳房を必ずしも元の形に温存することを目的とはせず，新しい形態の乳房を形成する手技で，乳房縮小術や固定術を基盤とする OPBCS を特徴づける手技群である。広範囲の皮下と大胸筋前面とを同時に剥離する dual-plane undermining は避けることが多い。
   2-①：再建を意識したマーキングで腫瘍を皮膚ごと切除し，皮下剥離は少なくして残存乳腺組織を移動させて欠損部を充填する。腫瘍の切除範囲も再建を意識して必ずしも断端の陰性化には必要としない範囲を含めることもある。さらに乳乳輪の偏位を予防するために，乳輪周囲の脱上皮と re-centralization を行うことが多い。可能な限り dual-plane undermining は避ける。
   2-②：美容外科の固定術・縮小術に使用される皮膚切開のデザインを用いており，2-①に比較してより難易度が高い。乳頭乳輪の温存はさまざまな pedicle を用いることが可能で，skin incision pattern 範囲外切除にも応用可能である。

III Volume replacement：

1. ステップ1：おもに乳房周囲の組織を rotation flap や advancement flap のような局所弁として欠損部に充填する方法で，一般的には donor-site に近接した小範囲の欠損部の充填として使用される。
2. ステップ2：筋皮弁，穿通枝皮弁等の有茎弁を欠損部に充填する方法で，多くの組織量が得られ，充填できる領域の自由度もステップ1より高く，侵襲度もステップ1より高い。

いが，基本的概念を現時点で国際的に最も引用されている Clough ら[2]の level 分類に可能な限り近づけることで，国際学会での発表，共同研究に参画しやすい準備を整える方針とした。しかし，わが国のトレーニングガイドとして欧米の分類をそのまま使用しても，volume displacement において Clough ら[2]の level 分類の基盤となる乳房固定術や縮小術が適応できる症例が少ないため，実用性が乏しくなるという問題点がある。そのため，わが国の外科医が段階的に OPBCS のさまざまな手技を習得できるための分類を目指す段階的なステップアップガイドとした。また，他の分類との混乱をさけるため，今回のステップアップガイドでは手技の各段階を level ではなく，ステップ1，2と表現した。

Clough ら[2]の分類では手術の難易度のみではなく，20％ を cut-off 値とした切除容量によって level 1 と 2 に分類している。しかし先述のアンケート調査では，腫瘍の占拠部位で切除容量は限界値が異なるとの回答が約 40％ に達していた[3]。よってわが国では，20％ を一律の cut-off 値とする切除容量による区分けはそぐわないと判断し，今回のステップアップガイドはあくまで手術手技の難易度を基盤とする方針とした。また，volume displacement においては，実に多種多様な手術手技が level 2 に内包されていることが多い。

これらの術式をステップ2として一括りにするのには，難易度が異なりすぎて理解の妨げになることが予想されたため，ステップ2をステップ2-①とステップ2-②に分けて解説することとした。

一方，日本人は一般的に欧米と比較して乳房サイズが小さいので，volume replacement の必要性は高いと考える。実際にわが国では多くの volume replacement が開発されてきた経緯がある。よって volume replacement もステップ1と2に分けて，乳房外の周囲組織を用いた比較的小さな組織授動による volume replacement をステップ1とし，より多くの組織量が得られ，充填できる領域の自由度の高い手技をステップ2に分類した。

また，アンケート調査で OPBCS を行うにあたり基本的な mind set が欠如している問題点もいくつかみえてきた[2]。そのために教育的見地よりあらたに Basic OPBCS を設け，OPBCS に臨むにあたって基本的心構えを記載した。

OPBCS ステップアップガイド（表2）

I．Basic OPBCS [4,5]

OPBCS では，通常の温存術と同様に腫瘍の大きさ，

広がり，位置，乳房の大きさ，腫瘍/乳房容積比の評価のみならず，以下も重要な評価項目である。
1）背景の乳房構成（脂肪性の乳房，高濃度乳房）と皮膚の伸展性の評価
2）立位での乳房の全体的形態や下垂の有無とその程度の評価
3）乳頭・乳輪サイズと位置の評価や乳頭，乳房下溝線および皮膚切開線等のマーキング
4）術前（立位），術中，術後（立位）の写真撮影による評価
5）切除検体の重量（容量）測定
6）術前ケア（喫煙，糖尿病等の併存疾患の有無確認と管理），術後ケア（下着や保湿指導など）

解説

OPBCSでは腫瘍因子だけはなく，マンモグラフィを中心とした画像での背景乳腺組織の評価が重要である。創は小さく目立たないにこしたことはないが，脂肪性乳房の場合は，腫瘍直上の皮膚も切除することで，皮下を剥離する範囲を小さくするほうがよい場合も少なくない。

術前のプランニングとしては，仰臥位で腫瘍の位置や切除範囲をマーキングするだけでは不十分であり，立位でも乳房の全体的形態評価，下垂の有無やその程度の評価を行い，少なくとも正中線，両側の乳頭線（鎖骨中点と乳頭をむすぶ線），乳頭の高さ，腋窩線，乳房下溝線等のマーキングを行う。

OPBCSは整容性の向上が目的の一つであるため，術前および術後写真による乳房形態と，術中写真や切除検体容量（重量）測定による手術記録は，施行した手技を評価しフィードバックするために大変重要である。術前と術後は正面，両斜位，両側面の少なくとも5方向からの撮影を基本とし，経時的に記録することが望ましい。もちろん，撮影前には患者へのインフォームドコンセントが必要であり，撮影画像は重要な個人情報として漏洩しないように最大限配慮することはいうまでもない。写真撮影は慣れない乳腺外科医にとっては，手間と心理的負担のかかる大きな壁であるが，OPBCSではどうしても避けては通れないステップである。

II. Volume displacement[4]

Volume displacementとは乳房内の組織のみを使って欠損部を充填し，乳房の形態を維持する手技である。欠損部の処理についてはアンケート調査の結果，通常の温存術でも多くの乳腺外科医が皮下および大胸筋前面を同時に剥離する，いわゆるdual-plane undermining を行って乳腺弁もしくは脂肪乳腺弁で欠損部を充填していることが分かった。よって，通常の温存術とOPBCSのcut-offラインを設けることは非常に困難である。Hoffmannらは乳房全体の25％以上を乳腺弁もしくは脂肪乳腺弁として欠損部に移動・充填した場合を通常の温存術とOPBCSのcut-offとしている。前述のごとく今回の技術習得のためのステップアップガイドでは，切除容量や剥離範囲量を基盤とするのではなく手技の難易度を基盤としたため，通常の温存術で行われる乳房内組織の剥離と移動（glandular rearrangement）に皮膚切開部位の工夫や乳頭乳輪の位置またはサイズを調整することをvolume displacementのステップ1とした。

ステップ1

欠損部を修復するために，通常の温存術におけるglandular rearrangementを行う。腫瘍の占拠部位で許容できる切除容量は異なる。
1）皮膚切開部位の工夫や乳頭乳輪の位置またはサイズを調整（NAC re-centralization）することで，さらに整容性の向上や乳頭乳輪の偏位・変形を予防することができる（図1）。

解説

Volume displacementの最初のステップは皮下と大胸筋前面とを同時に剥離する，いわゆるdual-plane undermining による乳腺弁，もしくは脂肪乳腺弁の欠損部への充填（glandular rearrangement），すなわち通常の温存術を基盤に，創をできるだけ目立たないようにする皮膚切開の工夫と，NAC re-centralizationを行うなど整容性の向上を目指した場合とした。皮膚切開創はできれば小さく，目立たない部位を選択したほうが望ましいので，そのような皮膚切開線からのアプローチを習得することは大切である。しかし，決して皮膚切開の大きさや部位のみに固執するべきではなく，脂肪性乳房においては腫瘍直上の皮膚を切除することで皮下剥離範囲を最小限にとどめ脂肪壊死を予防するほうが，総合的にはよい結果となる場合も少なくない。また，ステップ1の適応となる切除容量や剥離範囲の限界は一律に決めることはできず，これらも腫瘍の占拠部位，背景乳腺によって適応と限界は大きく異なってくる。一般的に下部領域や内側領域は変形をきたしやすいことがよく知られている。

温存術後の代表的変形に乳頭乳輪の切除方向への偏位と変形がある。それを予防するために，乳頭直下の組織を離断するか，乳頭乳輪の位置の移動やサイズを

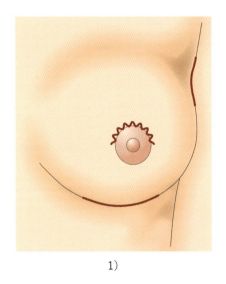
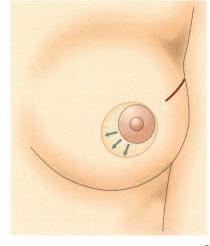
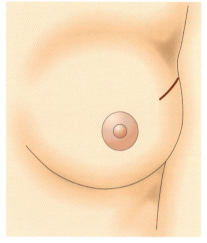

1)　　　　　　　　　　　　　　　　2)

図1 Ⅱ Volume displacement：ステップ1（文献2より作図）
欠損部を修復するために，欠損部周囲の組織を剥離・移動（glandular rearrangement）することに加え，皮膚切開部位の工夫や乳頭乳輪の位置またはサイズを調整（NAC re-centralization）することで，さらに整容性の向上や乳頭乳輪の偏位・変形を予防することができる。

調整することがある（NAC re-centralization）。後者のために大切な手技となるのが，乳輪周囲を中心とした脱上皮化（de-epithelialization）である。脱上皮化はOPBCSの入り口ともいえる基本手技の一つであり，乳輪周囲の脱上皮による乳頭位置を修正することで乳頭乳輪の偏位が予防できる。

ステップ2（図2）
乳房を必ずしも元の形に温存することを目的とはせず，新しい形態の乳房を形成する手技で，乳房縮小術や固定術を基盤とするOPBCSを特徴づける手技群である。乳房の全体的形態を整えるため，乳頭乳輪の形の修正や移動を要する手技が多い。一般的に適応となる乳房は一定サイズ以上の大きさが必要で，背景乳腺組織は脂肪性乳房であることが多いため，移動する乳腺組織や乳頭乳輪の血流に十分留意し，広範なdual-plane underminingは避けることが多い。

1）ステップ2−①（図3）
例：Round block technique（Donut mastopexy, Periareolar mammoplasty）
　　Lateral mammoplasty（Racket mammoplasty），Medial mammoplasty

解説
Round block techniqueはステップ1の発展形で乳輪周囲を全周性に脱上皮し腫瘍を切除後に乳輪形を整える固定術を応用した手技であり，Periareolar mammoplastyもほぼ同様の手技である。その他の手技は乳房形成を意識したマーキングで腫瘍を直上の皮膚ごとに切除し，皮下剥離は少なくして残存乳腺組織を移動させて欠損部を充填する。腫瘍の切除範囲も乳房形成を意識して必ずしも断端の陰性化には必要としない範囲を含めることもある。さらに乳頭乳輪の偏位を予防するために，乳輪周囲の脱上皮とre-centralizationを行うことが多い。

2）ステップ2−②（図4）
例：V-mammoplasty
　　J-mammoplasty
　　B-mammoplasty
　　Vertical scar mammoplasty
　　Inverted-T mammoplasty
　　Grisotti flap

解説
ステップ2−②の多くは美容外科の固定術・縮小術に使用される種々の皮膚切開を用いており，2−①に比較して皮膚切開のデザイン（skin incision pattern）の難易度がより高い。乳頭乳輪の温存はさまざまなpedicleを用いることが可能で，skin incision pattern範囲外の切除にも応用可能である。より形成外科的知識と技術を要するため，乳腺外科と形成外科が合同で手術を行うtwo team approachで取り組む施設もある。Grisotti flapは乳頭乳輪を温存できない場合に，尾側の皮膚乳腺組織をrotation flapとして充填する手技である。

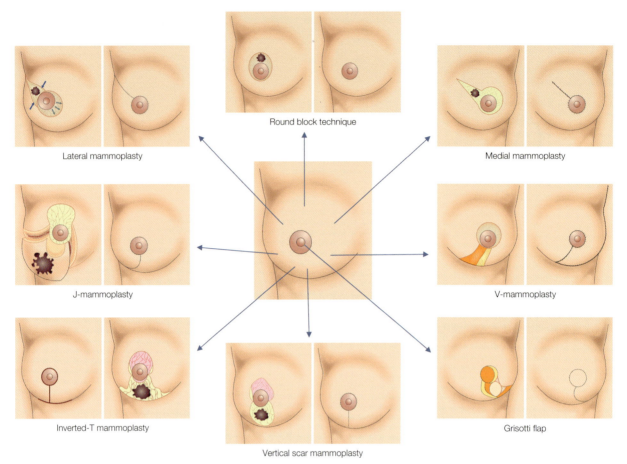

図2 Ⅱ Volume displacement：ステップ2（文献2より作図）

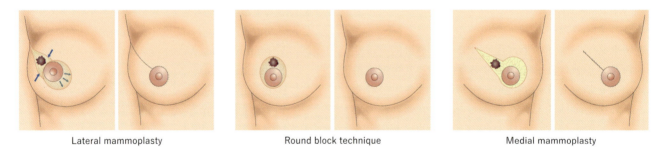

図3 Ⅱ Volume displacement：ステップ2-①（文献2より作図）
乳房形成を意識したマーキングで腫瘍を皮膚ごと切除し，皮下剥離は少なくして残存乳腺組織を移動させて欠損部を充填する。腫瘍の切除範囲も乳房形成を意識して必ずしも断端の陰性化には必要としない範囲を含めることもある。さらに乳頭乳輪の偏位を予防するために，乳輪周囲の脱上皮とre-centralizationを行うことが多い。可能な限りdual-plane underminingは避ける。

Ⅲ．Volume replacement[4]

　Volume replacementについては文字どおり欠損部へ乳房外の自家組織を充填する手技である。現在では，広背筋皮弁から後述する胸部穿通枝皮弁が主流となりつつあるが，わが国ではNoguchiらが背部の皮膚を温存する広背筋脂肪弁を用いたvolume replacementを世界に先駆けて報告して以来，多くの手技が開発されてきた。欧米に比較して乳房サイズが小さいため，腫瘍の局在によっては切除量が小さくてもvolume replacementを必要とする症例の割合が多いことが背景にあり，より非侵襲的な手技が多く開発されてきたことは特筆すべきことである。そこで今回のステップアップガイド案では，volume replacementも充填できる組織量と難易度を加味してステップ1とステップ2に分類した。

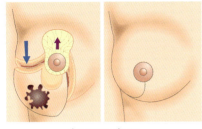
J-mammoplasty

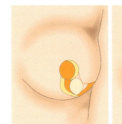
Grisotti flap

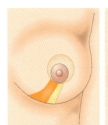
V-mammoplasty

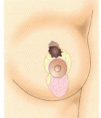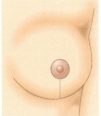
Vertical scar mammoplasty (Inferior pedicle)

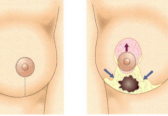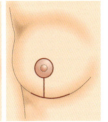
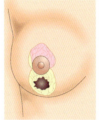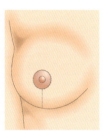
Inverted -T or Vertical scar mammoplasty (superior pedicle)

図4 Ⅱ Volume displacement：ステップ2-② (文献2より作図)
美容外科の固定術・縮小術に使用される皮膚切開のデザインを用いており，2-①に比較してより難易度が高い。
乳頭乳輪の温存はさまざまなpedicleを用いることが可能で，skin incision pattern範囲外の切除と再建にも応用可能である。
Grisotti flapは乳頭乳輪を温存できない場合に，尾側の皮膚乳腺弁をrotation flapとして充填する手技である。

ステップ1

　おもに乳房外の周辺組織をtransposition flapやadvancement flapのような局所弁として欠損部に充填する方法で，一般的にはdonor-siteに近接した小範囲の欠損部の充填として使用される。(図5)

1) Transposition flap
例：Thoracodorsal adipofascial cutaneous flap
　　Thoracoaxillar dermal fat flap
　　Lateral tissue flap

2) Advancement flaps
例：Crescent technique
　　Abdominal advancement flap

3) その他
例：Inframammary adipofascial flap
　　Free dermal fat graft

解説

　Volume replacementのステップ1は主として近接する組織のrotation flap, transposition flapやadvancement flapで構成される。欧米に比較して一般的乳房サイズが小さいわが国では乳腺外科医にとってきわめて有用な術式が含まれているので，あえてvolume replacementのステップ1として独立させた。後述するステップ2と比較して侵襲度が低く，比較的容易に手技が取得できるのが大きな利点である。また，全摘後の再建に用いられる自家組織を温存できるという利点を有する。ただし，充填容量は一般的にはステップ2より少なく，充填できる領域もdonor-siteに近接する部位に限られるので，それぞれの術式で得意とする充填部位が異なる。いずれの術式も常に慎重な適応と限界を熟慮することが大切である。小川，喜島らのinframammary adipofascial flapはturn over flapとして使用される。また，喜島らのfree dermal fat graftはほかとは異なり，A領域の充填も可能であり，慎重な適応と限界を熟知すれば有用な手技である。

ステップ2

　収縮広背筋皮弁，穿通枝皮弁等の有茎弁を欠損部に充填する方法で，多くのの組織量が得られ，充填できる領域の自由度もステップ1より高い。侵襲もステップ1より高い。(図6)

例：Latissimus dorsi musculocutaneous (LD) flap
　　Chest wall perforator flaps
　　Lateral chest wall perforator flap
　　Anterior chest wall perforator flap
その他
　　Rectus abdominis musculocutaneous (RAM) flap
　　Omental flap
　　Free flap

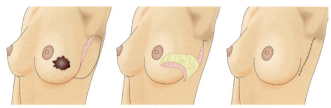

1) Transposition flaps
例；Thoracodorsal adipofascial cutaneous flap
　　Thoracoaxillar dermal fat flap
　　Lateral tissue flap

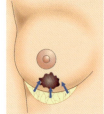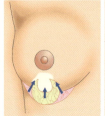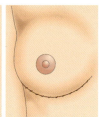

2) Advancement flaps
例；Crescent technique
　　Abdominal advancement flap

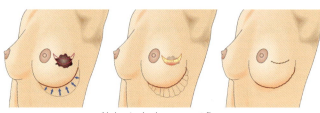

3) その他
例；Inframammary adipofascial flap
　　Free dermal flap

図5 Ⅲ Volume replacement：ステップ1
近接する組織の transposition flap や advancement flap で構成される。

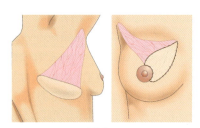

例：Latissimus dorsi musculocutaneous (LD) flap
　　Chest wall perforator flaps
　　Lateral chest wall perforator flap
　　Anterior chest wall perforator flap

その他
　　Rectus abdominis musculocutaneous (RAM) flap
　　Omental flap
　　Free flap
　　Gluteal artery perforator (GAP) flap
　　Profunda artery perforator (PAP) flap

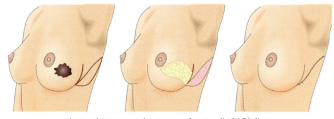

図6 Ⅲ Volume replacement：ステップ2
広背筋皮弁，穿通枝皮弁等の有茎弁を欠損部に充填する方法で，多くの組織量が得られ，充填できる領域の自由度もステップ1より高い。

解説

　LD flap は充填できる容量，部位や皮膚欠損も補える点も含め，volume replacement としては万能である。国内では矢野，冨田らが LD flap を volume replacement としての積極的に OPBCS に導入し，多数例の経験をもとにその詳細な手技を伝えてきた。

　穿通枝皮弁は形成外科領域での開発と発展を機に，OPBCS 領域では最初に Hamdi らが応用し，現在では volume replacement の主役となった感がある。わが国では佐武らの先駆的発表を機に，藤本らが積極的に

臨床応用して大きな成果を上げている。LD flap との違いは広背筋を温存できることで機能を温存できることや，合併症である背部の漿液腫が少ない等の利点があげられる。側胸壁穿通枝皮弁としては，thoracodorsal artery perforator flap や lateral intercostal artery perforator flap 等があり，主として外側領域の欠損部充填に使用される。下部領域の欠損部へは，前胸壁の medial or anterior intercostal artery perforator flap が応用されている。欠点としては，有茎弁として LD flap ほどの自由度がないため，A 領域の欠損部への充填が困難な点である。

その他，腹直筋皮弁も十分な容量とすべての領域に応用可能な万能な組織弁ではあるが，donor-site の侵襲と創が大きく，部分再建としては一般的ではない。大網弁は腹腔鏡を使用することで donor-site の創が少なく，内側，下部領域への応用が可能な組織弁だが，わが国では単施設からの後方視的ケースシリーズでの報告しかなく一般的ではない。

Volume displacement と volume replacement を併用して，さらに OPBCS の適応を広げる方法もある。小川らは lateral mammoplasty に abdominal advancement flap を組み合わせた方法を報告している。また，喜島らは V-mammoplasty に，乳房下溝線より尾側の皮膚皮下組織を付加して A〜B 領域の充填に応用する V-rotation mammoplasty を報告している。

■ OPBCSの今後の展望[4]

Microsurgery を用いた free flap を OPBCS に用いるかについては，形成外科医にとっても決して容易な手技ではない点と侵襲度が大きい点で議論がある。DIEP flap は腹部瘢痕を含めた侵襲度の観点からも，部分再建よりは全摘後の再建に用いられているのが現時点では一般的であろう。佐武らは瘢痕の目立たない臀部や下腿から穿通枝皮弁（gluteal artery perforator（GAP）flap, posterior medial thigh perforator（PMT）flap）を利用した乳房再建術を多数例経験し，きわめて良好な整容性を報告している。OPBCS における volume replacement としてもすでに英国のガイドラインには free mini-upper Gracilis flap が収載されており，GAP flap や profunda artery perforator（PAP）flap とともに今後の OPBCS への応用と発展が期待される。

自家脂肪移植にも大きな未来がある。吉村らの世界的にも先駆的な基礎研究から臨床応用を経て，淺野らは多数例の豊胸およびインプラント再建に併用や温存術後の変形修正症例を経験・報告してきた。田港，冨田らは広背筋皮弁に脂肪移植を付加することで全摘後の再建へ積極的に応用し，donor-site に瘢痕を残さない整容性に優れた良好な成績を得ている。また佐武らは数回の脂肪移植のみで乳房再建を完成させており，形成外科領域での脂肪移植はすでに急速な発展をとげている。しかし，OPBCS における脂肪移植については未解決の課題が残っている。まず局所再発に及ぼす腫瘍学的安全性の検証が未解決であるという点である。また，OPBCS で一次一期の部分再建として使用する場合は，術後照射のタイミングとの関連も危惧される問題である。これらの回答を得るためには，多施設共同の前向き臨床試験が必要となるであろうが，今後，脂肪移植は有用な volume replacement となっていく可能性がある。

一方，OPBCS は温存療法の一部である以上，原則として術後照射は必要である。Shimo や Tsugawa らの報告にもあるように，nipple-sparing mastectomy（NSM）の局所再発率に関する報告は 0〜13.4％と大きく幅があるため，比較的侵襲度が高く，なおかつ照射を要する難易度の高い OPBCS と，NSM＋再建の腫瘍学的安全性，中長期的 QOL，コストも含めた比較検討も必要となってくるであろう。

今回のステップアップガイドは初版であり，今後，手技の多様化，複雑化が高まればそれぞれのステップ 2 をさらに細分化していく可能性があることを付記したい。

各論を熟読いただき，よりよい乳癌診療の手助けができれば幸いである。

文献

1) Audretsch WP, Rezai M, Kolotas C, et al: Tumor-specific immediate reconstruction (TSIR) in breast cancer patients. *Perspect Plast Surg* 1998;11: 71-106.
2) Clough KB, Lewis JS, Couturaud B, et al: Oncoplastic techniques allow extensive resections for breast-conserving therapy of breast carcinomas. *Ann Surg* 2003; 273:26-34.
3) 座波久光，淺野裕子，小川朋子，ほか：乳房温存オンコプラスティックサージャリーWG の活動報告：第 1 報－乳腺外科医に対するアンケート調査. *Oncoplast Breast Surg* 2021; 6: 82-90.
4) 座波久光，淺野裕子，小川朋子，ほか：乳房温存オンコプラスティックサージャリーWG の活動報告：第 2 報 乳房温存オンコプラスティックサージャリーステップアップガイド　総論編. *Oncoplast Breast Surg* 2021; 6: 91-102.
5) 小川朋子，藤本浩司，佐武利彦：乳房温存オンコプラスティックサージャリー ステップアップガイド—Basic OPBCS 編—*Oncoplast Breast Surg* 2022; 7: 14-22.

II. Basic OPBCS

小川　朋子[1], 藤本　浩司[2], 佐武　利彦[3]

要旨

わが国に適したoncoplastic breast-conserving surgery（以下OPBCS）に関する手技習得ステップアップガイドの最初のステップであるBasic OPBCSを解説する。Basic OPBCSは，OPBCSに臨むにあたっての基本的な心構えである。OPBCSでは，腫瘍の大きさ，広がり，位置，乳房の大きさ，腫瘍/乳房容積比を評価することに加え，以下の項目も考慮することが望まれる。

(1) 背景の乳房構成（脂肪性の乳房，高濃度乳房）と皮膚の伸展性の評価
(2) 立位での乳房の全体的形態や下垂の有無とその程度の評価
(3) 乳頭・乳輪サイズと位置の評価や乳頭，乳房下溝線および皮膚切開線等のマーキング
(4) 術前（立位），術中，術後（立位）の写真撮影による評価
(5) 切除検体の重量（容量）測定
(6) 術前ケア（喫煙，糖尿病等の併存疾患の有無確認と管理），術後ケア（下着や保湿指導など）

はじめに

OPBCSの現状把握のため，日本乳房温存オンコプラスティックサージャリー学会より日本乳癌学会所属の乳腺外科医を対象として，2021年4月1日～5月31日の期間，OPBCSについてのアンケート調査を行った[1]。その結果，すでに約90％の乳腺外科医が通常の乳房部分切除術でも欠損部は基本的に周囲組織の剥離・移動で充填（glandular rearrangement）することを基本としていたが，OPBCSを行うにあたり基本的なmind setが欠如している問題点がいくつかみえてきた。そのため，海外のコンセンサスガイドラインには出てこないが，「OPBCSに臨むにあたっての基本的な心構え」であるBasic OPBCSを設けた。

Basic OPBCS

OPBCSでは，通常の乳房部分切除術と同様に腫瘍の大きさ・広がり・位置，乳房の大きさ，腫瘍/乳房容積比を評価して，乳房温存手術が可能かどうか，どういう方法で欠損部を充填するかを考えることが必要であるが，さらに以下の項目も重要であり，Basic OPBCSとした。

(1) 背景の乳房構成（脂肪性の乳房，高濃度乳房）と皮膚の伸展性の評価
(2) 立位での乳房の全体的形態や下垂の有無とその程度の評価
(3) 乳頭・乳輪サイズと位置の評価や乳頭，乳房下溝線および皮膚切開線等のマーキング
(4) 術前（立位），術中，術後（立位）の写真撮影による評価
(5) 切除検体の重量（容量）測定
(6) 術前ケア（喫煙，糖尿病等の併存疾患の有無確認と管理），術後ケア（下着や保湿指導など）

1. 背景の乳房構成（脂肪性の乳房，高濃度乳房）と皮膚の伸展性の評価

乳房温存手術の整容性に影響する因子としては，従来から1）腫瘍の部位，2）切除量，3）乳房の状態（乳房構成）の3つがあげられている。部位としては下部領域や内側領域が変形をきたしやすく，乳房の切除範囲は20％をこえると良好な整容性を保つのがむずかしいとされている[2]。先述のアンケート調査でも，部位によって乳房温存手術可能な切除量が異なると約40％の乳腺外科医が答えていた[1]。さらに，50％近い

[1] 伊勢赤十字病院乳腺外科　[2] 千葉大学臓器制御外科　[3] 富山大学附属病院形成再建外科・美容外科

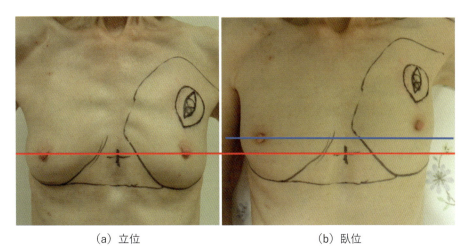

(a) 立位　　　　　　　　　　(b) 臥位

図1 体位による乳頭の高さの違い

左腕は90°開いた状態，右腕は体につけた状態。
赤線は立位のときの乳頭の高さ。青線は臥位で腕を体につけた状態での乳頭の高さ。

乳腺外科医が背景の乳房構成の評価［脂肪性の乳房（fatty breast）か，高濃度乳房（dense breast）か］を術前に行うと答えており，実際，術後合併症の観点から，術前に乳房の性状を評価することは，部位や切除量と同じく非常に重要である。Fatty breastでは周囲からの剥離による脂肪壊死のリスクが高く大きな授動は避けるべきであるが，逆に日本人に多いdense breastでは比較的大きな授動を行うことが可能である[3]。したがって，OPBCSでは腫瘍因子だけではなく，マンモグラフィを中心とした画像での背景の乳房構成の評価が必須である。

　Fatty breastでは皮下剥離と大胸筋からの剥離の両方を行うと脂肪壊死に陥る確率が高くなるため，極力片側のみの剥離とすべきである。特に上部領域は外側から外側胸動脈の枝，内側から内胸動脈の枝が乳腺に分布しているが，大胸筋前面から乳腺に分布する血流は少なく，皮下の剥離よりも大胸筋前面からの剥離を優先したほうがよい場合が多い。創が小さく目立たないことは重要であるが，fatty breastの場合は，腫瘍直上の皮膚を切除することによって皮下の剥離範囲を小さくすることも考慮すべきである。皮膚切除を併施することで手術創は大きくなるが，皮膚の切除を放射状に行えば，乳頭乳輪の位置は変化しにくく，比較的良好な整容性を得ることができる[4]。直上皮膚切除を行うBasic OPBCSを意識した乳房温存手術の実際は別項で詳細に述べる。

2. 立位での乳房の全体的形態や下垂の有無とその程度の評価

　乳癌術後の整容性では，患者が自分の胸をみたとき，すなわち立位で腕を下ろした状態での評価が重要である。通常，手術は腕を90°開いた仰臥位で行われるが，臥位と立位，腕を開いた状態と閉じた状態とで，乳房の形態は異なる（図1）。この違いを意識することで整容性を向上させることができるので，術前に立位での乳房の全体的形態の評価や下垂の有無とその程度を評価しておくことは非常に重要である[5]。

3. 乳頭・乳輪サイズと位置の評価や乳頭，乳房下溝線および皮膚切開線等のマーキング（図2）

　術前の準備として，仰臥位で腫瘍の位置や切除範囲をマーキングすることに加え，臥位でも位置が変化しない胸部正中皮膚に，立位（または座位）での乳頭の高さをマークし，両側乳房下溝線等もマークしておく[5-7]。臥位で乳房部分切除予定範囲をマークする際，エコーを使用するので，ドプラエコーを用いて，第2，第3肋間からの内胸動脈穿通枝や外側胸動脈の分枝なども確認しておくと，術中の損傷や出血が防げる。最後に立位（または座位）で皮膚切開予定線を目立たない位置に予定する。この際，腫瘍が皮膚に近接している場合や，fatty breastで直上皮膚を切除したほうがよいと思われる場合は，切除しても立位で乳頭乳輪の位置が偏位しにくい切開線をデザインしておく。

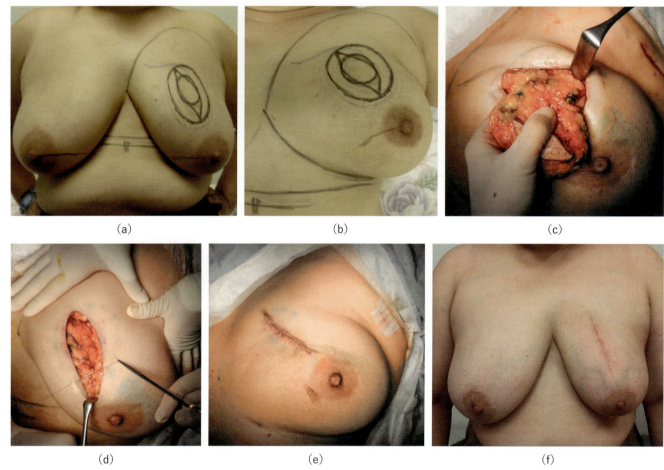

図2 腫瘍直上皮膚切除を伴う乳房温存手術

(a) 術前デザイン，立位。乳房下溝線，乳頭の高さ，乳房の膨らみ，NAC偏位を起こしにくい皮膚切開予定線をマークする。
(b) 術前デザイン，臥位。腫瘍位置，乳房部分切除範囲，第2肋間からの内胸動脈の枝（青線）をマークする。
(c) 皮下剥離は，部分切除予定部位（色素でマーク）から2～3cm程度までにとどめる。
(d) 乳頭の高さを，立位の高さに合わせるようにしながら乳房形成を行う。
(e) 手術終了時。14Gサーフローがドレーンとして留置されている。
(f) 術後7年11ヵ月。乳房サイズに左右差はあるものの，NACの左右差はなく，整容性は比較的良好である。

4. 術前（立位），術中，術後（立位）の写真撮影による評価

5. 切除検体の重量（容量）測定

　OPBCSは整容性の向上が主要な目的であるため，術前および術後写真による乳房形態と，術中写真や切除検体重量（容量）測定による手術記録は，施行した手技を評価しフィードバックするために大変重要である。また，患者へのインフォームドコンセントの場において，予想される術後の状態を同じ手技を施行した症例の写真を用いて説明することもできるので，写真撮影はぜひ行ってほしい。術前と術後は正面，左右斜位，左右側面の，少なくとも5方向からの撮影を基本とし，経時的に記録することが望ましい[6]。ただし，撮影前には患者へのインフォームドコンセントが必要であり，撮影画像は重要な個人情報として漏洩しないように最大限配慮しなければならない[6]。写真撮影法については別項で詳細に述べる。

6. 術前ケア（喫煙，糖尿病等の併存疾患の有無確認と管理），術後ケア（下着や保湿指導など）

　喫煙者や糖尿病などの併存疾患がある場合，術後合併症をきたす可能性が高くなる。術後合併症を起こさないために，術前の禁煙指導や糖尿病のコントロールなどが必要である。また，合併症を起こしやすい素因がある場合は，fatty breastの場合と同様，できるだけシンプルな手技を心がけることも重要である。なお，術後に着用する下着によって，乳房下溝線の位置は多少修正することができる。一方，不適切な着用により再建した乳房に変形をきたしたり，脂肪壊死を惹起す

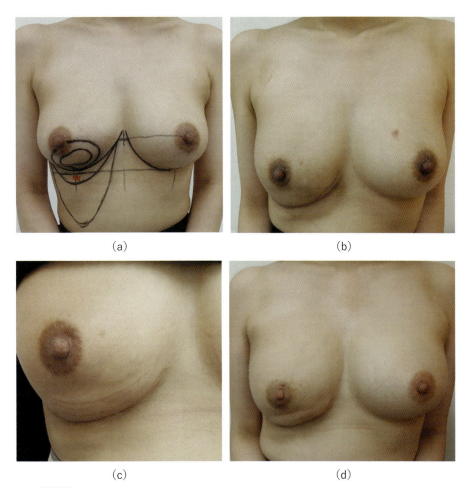

図3 不適切な下着着用によって乳房の変形が起こった可能性がある症例
(a) 下部領域乳癌に対する乳房温存手術症例の術前写真。乳房下溝線部脂肪筋膜弁による乳房再建を予定した。
(b) 術後6ヵ月。整容性は比較的良好である。
(c) 術後1年。乳房下部領域の脂肪筋膜弁を充填した部分を下着が圧迫してしまっており、下着跡がついている。
(d) 術後4年。乳房下溝線でしっかり支え乳房下部領域を圧迫しない下着をつけてもらうようにしたが、乳房下部領域の下着跡のあった部分の凹みが目立つ。

ることも起こりうるので、外来診察時に不適切な下着跡が乳房についていないかを確認して指導することが必要である（図3）。加えて、乳房温存術後は必ず放射線照射が行われるため、皮膚の乾燥は必発であり、皮膚トラブルを起こさないためにも、保湿指導が必要である。外来診察の触診時には、単に乳房内再発がないかを確認するだけでなく、皮膚の乾燥の有無をチェックすることも重要である。

 腫瘍直上皮膚切除を伴う Basic OPBCS を意識した乳房温存手術の実際

術前（図 2a，b）

まず、臥位でも位置が変化しない胸部正中皮膚に、立位（または座位）での乳頭の高さをマークしておく。

また、乳房下溝線や乳房の膨らみの上縁もマークしておく。腫瘍直上皮膚切除を行う皮膚切開予定線は、立位で皮膚をつまんで乳頭乳輪複合体（nipple-areolar complex，以下NAC）が偏位しない方向を確認してマークする。一般的には、皮膚割線に直行する皮膚切開はケロイドになったり短縮したりするため推奨されないが、乳房温存手術では術後照射を行うため、このようなことは起こりにくい。したがって、皮膚割線の方向にかかわらず、NAC偏位が起こりにくい方向での切除を考慮すべきである。通常、放射状方向での切除が最もNACは偏位しにくい[4,5]。

術中（図 2c～e）

対側乳房を意識して乳房形成を行うことが重要であるため、両側乳房が術野に入るように消毒しておくこ

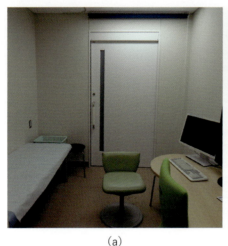
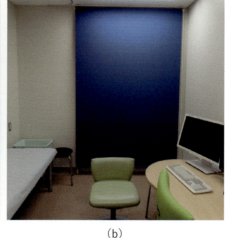

(a) (b)

図4 乳房撮影環境
(a) 外来のドア上部にロールアップスクリーンを配置している。通常時はロールアップして収納されており，邪魔にならない。
(b) 写真撮影時はスクリーンを引き出して使用する。容易に統一された環境での撮影が可能となる。

とが望まれる。皮下の剥離は閉創前にも施行可能であるので，特に fatty breast での乳房部分切除前の皮下剥離は切除予定線を2〜3cmこす程度にとどめておき（図2c），必要であれば，閉創前に皮下剥離を追加するようにする。こうすることで不必要な皮下剥離を避けることができる。

乳頭より頭側では大胸筋前面から乳腺に分布する太い血管は存在しないので，腫瘍が上部領域の場合，大胸筋前面の剥離は，内側は内胸動脈の枝が出る手前まで，外側は大胸筋外縁まで，尾側は乳頭乳輪の高さまで，頭側は術前にマークした乳房の膨らみの部分まで広範に行っても問題ない。なお，乳頭より尾側は大胸筋前面から乳腺に分布する intercostal perforator が存在するため，剥離範囲は慎重に決定し，止血も十分に行う必要がある。

残存乳房の縫合を適切に行わないと，切除量が小さくても NAC の偏位や皮膚の引きつれが生じる。術中，腕を開いた臥位の状態で左右対称に乳房を形成しても，腕を下ろした立位では左右非対称となることが多い。腋窩操作が必要なため，乳癌手術は通常，腕を開いた状態で施行するが，乳房形成時は腕を閉じ，さらに頭側から乳房を圧迫したり，尾側に乳腺や皮膚を牽引するなどして，乳頭の高さを術前正中にマークした立位の高さに合わせた状態で行う[5]（図2d）。可能であれば座位のポジションをとり，乳房を尾側に押し下げて両側乳房の対称性を確認することが望ましい。術中，立位の状態を意識して乳房形成を行っても，形成した乳房マウンドと皮膚が不適切な位置で癒着して整容性が不良となることがある。液貯留の遷延や術後出血は不適切な癒着の要因となるため，ドレーン留置を考慮すべきである（図2e）。術後出血をきたし，ドレーンで排液できない場合は，創を開けて血腫を除去することも考慮する。

これらの操作を行うだけで，術後，立位になったときの整容性は格段に向上する（図2f）。

写真撮影法

オンコプラスティックサージャリーを施行するうえで写真撮影は不可欠な要素である。形成外科領域では，再現性を確保するために，撮影の標準化が試みられている[8]。その一方，乳腺外科医の多くは写真を撮ること自体に慣れておらず，多忙な乳腺外来のなかで同様の撮影がむずかしい一面もある。そのため，本稿では，基本として押さえておきたいポイントを述べる。

写真撮影で最も重要なことは，できる限り撮影の条件を一定にすることである。同一のカメラで撮影方向，距離などを一定にし，余計なものは撮影範囲にできるだけ含めないように配慮すべきである。具体的には，壁やカーテンの前など無地の背景がよく，色は青やグレーが望ましいとされる。外来やマーキングを行う超音波室などにロールアップスクリーンを設置しておくのは，必要時に引き出して撮影することができ，手間がかからずよい方法である（図4a，b）。

写真はフレーミングによっても，その印象が変わるため，撮影範囲は一定にする。標準的には，上限は頸部下部とし，下限は肋骨弓中央下縁までは入るようにする。腕は体の側面に自然に下ろすか，腰や腰の後ろ

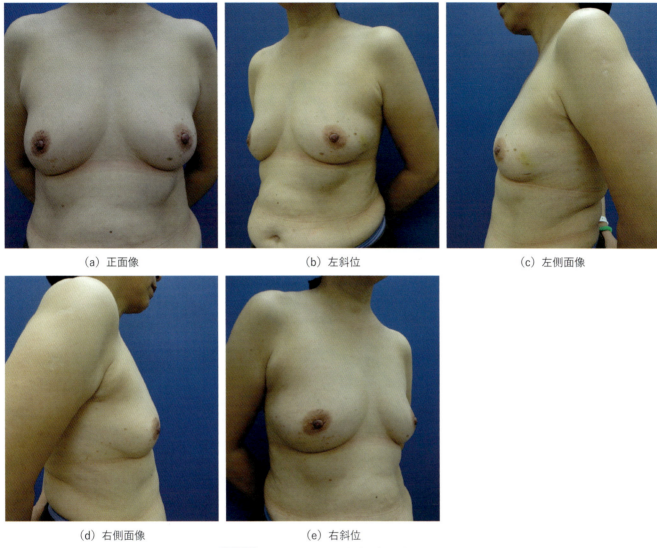

(a) 正面像　　(b) 左斜位　　(c) 左側面像
(d) 右側面像　　(e) 右斜位

図5 乳房写真の撮影方向（定型）と環境

に添えてもらう（図5a）。肩のラインは水平にし、カメラの位置は乳房と同じ高さとし、見下ろしたり、見上げたりするような角度のついた写真にならないようにする。

撮影は正面，左右斜位，左右側面の少なくとも5方向から行う（図5a〜e）。これらの定型写真以外にも，上肢を挙上したほうが乳房の変形が目立ったり，切開線がみやすくなったりする場合があり，必要に応じて写真を追加する。着衣はできるだけ写真に含まれないようにし，アクセサリーや腕時計などは外してもらう。整容性評価の妨げになるだけでなく，個人の特定につながるおそれがあるからである。

術前はマーキングの前後で撮影を行う。経時的変化はマーキングのない状態を比較するが，切除量や範囲に応じた変化などのフィードバックにはマーキング後の写真が有用だからである（図6a，b）。術中は切除後の欠損部の撮影だけでなく，その部位に摘出標本をそのまま配置した写真も撮影しておくとよい。切除量が分かるだけでなく，追加切除の際の位置同定にも役立つ（図6e〜g）。撮影時には皮膚に付着した血液や組織片はできるだけ取りのぞいておく。術後も経時的に撮影を行う。放射線照射は整容性に大きく影響を与えるため，照射の前後で撮影を行う。照射の影響が落ち着くには1〜2年は要するため，評価には照射後2年は期間をあける必要がある（図6c，d）。

最後に

わが国の臨床に即したOPBCSの手技習得のために必要な最初のステージであるBasic OPBCSについて解説した。Basic OPBCSは特別な手技ではなく，「OPBCSに臨むにあたっての基本的な心構え」であるが，このステップを踏まえて，つぎの具体的な手技のステップに進むことが，よりスムーズに手技を習得することに役立つと考えている。

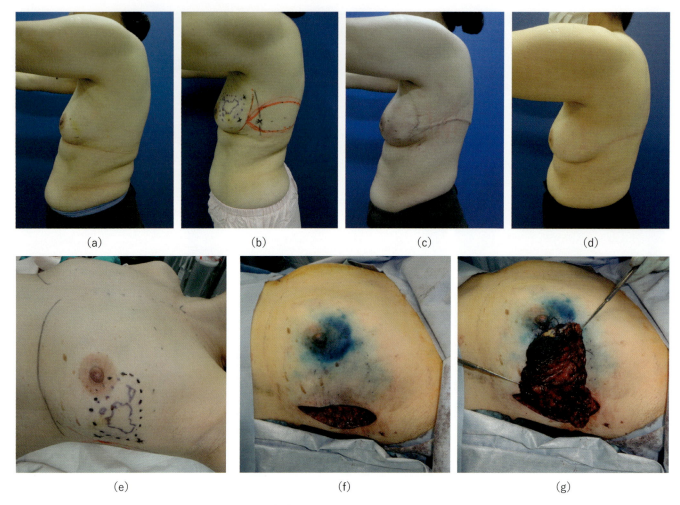

図6 術前後・術中乳房撮影

撮影環境を統一することで，経時的な比較が容易になる．
(a) 術前マーキング前
(b) 術前マーキング後
(c) 術直後，放射線照射前
(d) 術後3年
(e) 術直前
(f) 術中（腫瘍摘出直後）：撮影時には周囲の血液や組織片はできるだけ取りのぞく．
(g) 術中（腫瘍摘出直後）：摘出標本を切除部に配置し撮影しておくことで摘出量，部位の把握が容易になる．

文献

1) 座波久光，淺野裕子，小川朋子，ほか：乳房温存オンコプラスティックサージャリーWGの活動報告：第1報―乳腺外科医に対するアンケート調査 Oncoplast Breast Surg 2021; 6: 82-90.
2) Bulstode NW, Shortri S: Prediction of cosmetic outcome following conservative breast surgery using breast volume measurements. Breast 2001; 10: 124-6.
3) Ogawa T, Hanamura N, Yamashita M, et al: Breast-volume displacement using an extended glandular flap for small dense breasts. Plast Surg Int 2011; 359842, Epub Sep 20.
4) 小川朋子，花村典子，山下雅子，ほか：腫瘍直上皮膚切除を必要とする乳房温存術における皮膚切開の工夫．乳癌の臨床 2012; 27: 649-53.
5) 小川朋子，野呂 綾：手術の tips and pitfalls 乳房温存手術における tips and pitfalls 体位を意識することの重要性．日外会誌 2018; 119: 73-5.
6) 佐武利彦，石川 孝，南雲吉則：Part I：乳房温存治療総論，3.術前評価・整容性からみた乳房温存治療ハンドブック，矢形 寛，芳賀駿介，中村清吾編，東京：メディカルサイエンスインターナショナル；2010. 51-62.
7) 喜島祐子，酒井成貴，矢形 寛：Part II：乳房温存手術の実際，1.整容性を保つ手技の実際・整容性からみた乳房温存治療ハンドブック，矢形 寛，芳賀駿介，中村清吾編，東京：メディカルサイエンスインターナショナル；2010. 65-122.
8) DiBernardo BE, Adams RL: Photographic standards in plastic surgery. Plast Reconstr Surg 1998; 102: 559-68.

III. Volume displacement：

ステップ1

座波　久光[1]

要旨

通常の乳房部分切除術においても，皮下および大胸筋前面の剥離によって乳腺弁または脂肪乳腺弁を移動して欠損部を充填する方法は行われるが，ステップ1はさらに皮膚切開部位の選択や工夫，乳頭乳輪複合体（nipple-areolar complex，以下NAC）の位置またはサイズを調整することで，整容性の向上やNACの偏位・変形を防ぐための工夫を加えた手技である。NACの偏位・変形を予防するための一つの方法としては，乳輪周囲の脱上皮化を併用して，部分切除と反対方向にNACを移動することがある。脱上皮化を利用したNACの移動は，OPBCSの入り口ともいえる基本的かつ大切な手技なのでぜひとも習得していただきたい。

はじめに

OPBCSの手技の一つであるVolume displacementとは，乳房の形態を維持するために乳房内の組織のみを使って欠損部を充填する手技を目指す。通常の乳房部分切除術においても，すでに多くの乳腺外科医が皮下および大胸筋前面を同時に剥離（dual-plane undermining）し，乳腺弁または脂肪乳腺弁を移動させて欠損部を充填（glandular rearrangement）している。このようなdual-plane underminingによるglandular rearrangementのつぎのステップとして，①．皮膚切開部位の選択と工夫や，②．乳頭乳輪複合体（nipple-areolar complex，以下NAC）の位置，またはサイズを調整することに配慮した技術（NAC re-centralization）がある。すなわち通常の乳房部分切除術後に起こりうる，「腫瘍直上切開の瘢痕が目立つ」また「NACが偏位する，変形をきたす」などの整容面の問題を防ぐために行われる手技である（図1）。目立たない皮膚切開の工夫（乳輪切開，腋窩部切開や乳房下溝線切開等）はすでに多くの施設で取り入れていると思うので簡単に述べ，本稿では特に②のNAC re-centralizationの際に用いられる乳輪周囲の脱上皮化や具体的なNAC re-centralizationの手技を中心に解説する。

皮膚切開の選択と工夫

いわゆる通常の乳房部分切除術で行われる腫瘍直上切開とは異なり，腫瘍から離れた目立たない部位を皮膚切開として用いる方法を述べる。目立たない皮膚切開の代表は乳輪，乳房下溝線や腋窩部切開がある（図1a）。しかし，創が小さく目立たない位置におくことは重要であるが，創の長さのみにこだわり，手術操作で熱傷や創を挫滅するようなことが生じれば瘢痕形成によりむしろ整容性は低下するので，小さな創は創縁を保護するなどの愛護的操作を心がけなければならない。また脂肪性の乳房の場合は，腫瘍直上の皮膚を含めて切除することによって，皮下の剥離範囲を小さくすることも考慮すべきである。乳房の皮膚割線や推奨する腫瘍直上の皮膚切開については現在でも一定の見解が得られていないようであり，矢形ら[1]の教科書で詳しい検討がなされているのでご参照いただきたい。皮膚切開を選択するうえで大切な点の一つは，脂肪壊死を避けるためにどの程度のdual-plane underminingによるglandular rearrangementを行うべきか，症例ごとにBasic OPBCSであげた各項目を慎重に検討して決めることであろう。

1. 乳輪切開

最も多用される皮膚切開であり，種々のライト付き筋鈎や内視鏡を併用すれば乳房のほぼ全域にアプローチできる。乳頭直下を切離する場合は肋間からNACを栄養する穿通枝が障害されるので，切開線は乳輪の半周以下に留めておいたほうがよい。ジグザグ切開は

---

[1] 中頭病院乳腺センター

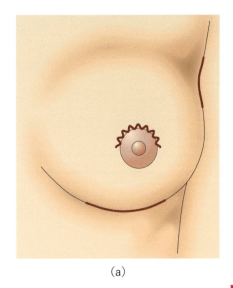 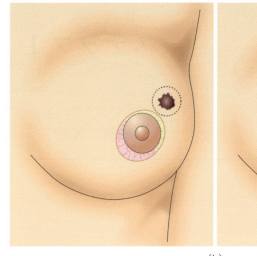 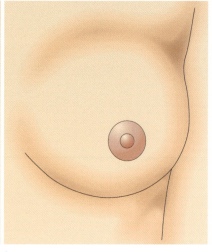

(a)   (b)

図1 Volume displacement：ステップ1

欠損部を修復するために，欠損部周囲の組織を剥離・移動（glandular rearrangement）することに加え，①皮膚切開部位の工夫や，②乳頭乳輪複合体の位置，またはサイズを調整すること（NAC re-centralization）で，さらに整容性の向上や乳頭乳輪の偏位・変形を予防することがある。

アコーディオン効果によって術野展開がよくなる効果がある（図1a）。乳輪が小さい場合は，三日月状に頭側の皮膚を切除するか，少し外側に皮膚切開を延長する方法もある（図2a）。また，乳輪を全周性に切開し乳輪周囲の皮下剥離を広範囲に行い良好な視野を確保する方法も小さな乳輪には有効である（図2a，b）[2]。ただし，その際はNAC直下の切離は行わず肋間からの穿通枝を温存しなければならない。部分切除の際には皮下剥離を先行させる方法と，切除する乳頭側断端より乳腺組織を垂直に離断して大胸筋前面の剥離を先行させる方法があるが，術者の慣れた方法を採用すればよい。

2．乳房下溝線切開

下垂のある乳房の皮膚切開として用いられる。下垂がなく下溝線が明瞭でない，もしくは乳房下溝線が正面から目視できるような乳房ではかえって瘢痕が目立つので注意が必要である。立位でマーキングを行い，下溝線上かそれより若干頭側に皮膚切開をおく。主として下方領域に使用するが，上方領域にも応用可能である。その場合は皮下剥離よりは大胸筋前面からの剥離を先行させて後方アプローチで切除を行ったほうが容易である。下方領域の切除では高頻度にNACの尾側方向への偏位（Bird's beak deformity）（図3a）をきたすので，ほとんどの場合でNACは直下の乳腺組織より切離したほうがよい。

3．腋窩部切開

おもにC領域の部分切除に使用される。センチネルリンパ節生検や腋窩郭清と同一切開で行える利点がある。皮下剥離もしくは大胸筋前面からの剥離を先行させるかは術者の慣れた方法でよい。乳腺組織の移動および縫合後にNACの切除方向への偏位が予想される場合は，NAC直下を切離するまで皮下の剥離範囲を広げてNACの偏位を予防する。

NAC re-centralization

乳房部分切除後に起こりやすいNACに関する問題として，部分切除方向への偏位と変形があげられる。特に下方領域の部分切除後にNACの尾側偏位（図3a）や，C領域の部分切除後にNACの腋窩方向への偏位（図3b）をきたし，また乳輪の変形を伴うことも多い。これを防ぐためには，glandular rearrangementの際にNAC直下を乳腺組織より切離してNACを乳腺組織より自由にするか，それでも偏位が予想される場合は部分切除側と反対方向にNACを移動させる方法（NAC re-centralization）がある[3]。後者のために大切な手技となるのが，乳輪周囲皮膚の脱上皮化（de-epithelialization）である[4]。実際には脱上皮化やNAC re-centralizationはvolume displacementステップ2のOPBCSに併用されることが多い。よってステップ1で単独の手技として用いることはそれほど多くはないが，乳輪の全周性切開，脱上皮化や

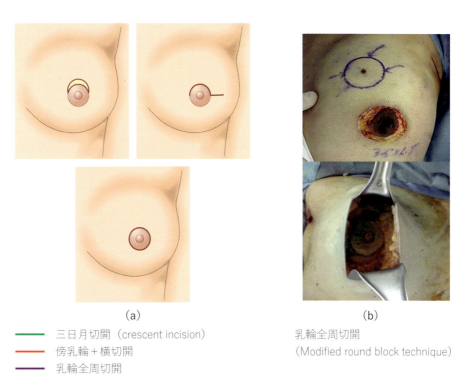

(a) ── 三日月切開（crescent incision）
    ── 傍乳輪＋横切開
    ── 乳輪全周切開

(b) 乳輪全周切開
    （Modified round block technique）

図2 皮膚切開の選択と工夫（文献2より引用）

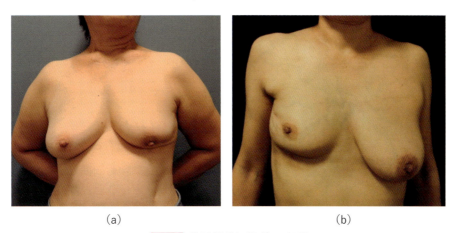

図3 乳房部分切除後の変形
(a) BD領域の部分切除後（bird's beak deformity）。
(b) C領域の部分切除後（腋窩切開後）。

NAC re-centralization はOPBCSの入り口ともいえる基本手技の一つであり，乳腺外科医にはぜひその用途も含め習得していただきたい。ここで述べるシンプルなNAC re-centralization法は，乳房部分切除のための種々の皮膚切開と組み合わせて使用することができる。

1. 術前デザイン

まず，臥位で乳房部分切除予定範囲をマークしておく。つぎに立位で乳輪周囲切開線とそれより外側に楕円形の切開線をマークするが，ポイントとしては，NACが偏位するだろうと思われる方向（多くの場合は腫瘍が存在する方向）と反対側が幅広くなるようにドーナツ状にマークすることである（図4）。仰臥位になると乳輪の形状も変わるため，執刀前に再度乳輪縁を健側乳輪と同径の円形にマークをするが，4cm以上に開大した乳輪を縮小させずにそのままの大きさで乳輪全周切開を行うと，切開痕が大きすぎて乳輪切開であっても創が目立つ。よって乳輪径が大きい場合は乳輪内に直径4cm程度の円を描き，それより外側は脱上皮化したほうがよい（図5a）。

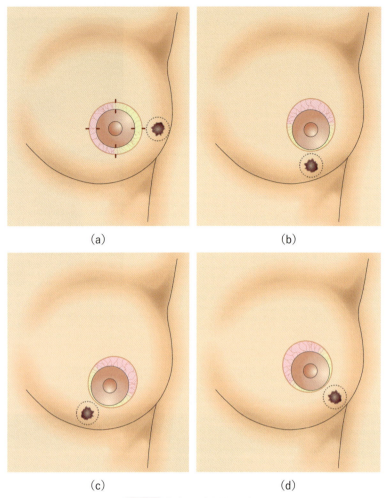

図4 黄色は全層切開部

2. 脱上皮化（de-epithelialization）

　脱上皮化は血流が豊富な真皮内の血管，特に真皮下血管網を温存することで，NACの血流を保ちながら，NACの形状修正やre-centralizationを可能とする基本的かつ，重要な手技である。

　皮膚切開に先立ち，われわれはツメッセント（tumescent）液（0.2% lidocaine+1：500,000 epinephrine）を皮膚切開線および脱上皮化する部位の表皮下に若干の膨疹を作るように注入している。そうすることで出血も抑えられ，安全に適切な層での脱上皮化が容易となるので初心者にはお勧めである。皮膚切開はまず表皮のみ行い，真皮は切開しないようにする（図5a）。皮下脂肪層まで切開してしまっては，NACの血流に障害をきたしてしまう可能性があるので注意する。続く脱上皮化にはメス（図5b, 6a），メッチェンバウム剪刀（図5c, 6b）やデルマトームを用いるなどさまざまな方法がある。術者の得意な方法で行えばよいが，真皮下血管網を安全に温存するために電気メスは使用しないほうがよい。切開を行った2本の円の幅の狭いところ（乳房部分切除側）より脱上皮化を開始する。コツは助手に乳輪周囲にテンションをかけてもらいながら，脱上皮化された表皮を吊り上げるように適切なカウンタートラクションをかけることで，注入されたツメッセント液によるhydro-dissectionの効果も加わり，切離する層が分かりやすくなる。放射状に表皮に何本かの切開をいれて，短冊状に小分けに脱上皮化を行ってもよい。剥離する層は第一に真皮下血管網を傷つけないことが重要であるが，あまりに表層だと皮脂嚢胞（sebaceous cyst）が発症し得るのでこれも注意が必要である[4]。もう一点，重要なポイントはNACへの重要な血管は末梢では深い皮下脂肪層を走行するが，NAC近傍ではより表層の真皮層を走行するということである[5]。NAC直下を乳腺組織より完全に切離する際は，真皮下血管網を安全に温存するために，主乳管を離断後の乳輪および皮下の剥離は深い皮下脂肪層と乳腺組織の境界で切離を進めたほうがよい（図7）。このことはステップ2-②におけるNACのpedicleを作製する際や，nipple sparing mastectomyにおいても重要な解剖学的知見である。

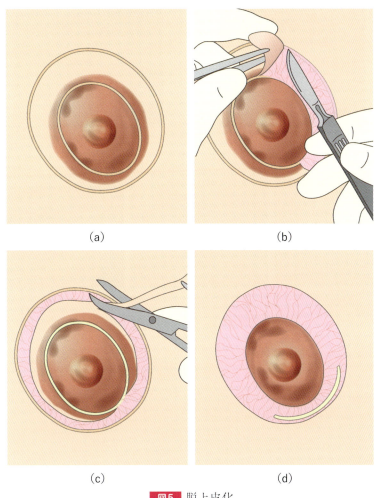

図5 脱上皮化

3. 乳房部分切除

前述のごとくNAC re-centralizationは種々の切開創と組み合わせて使用することができる。腫瘍の乳管内進展等で乳頭直下の主乳管まで切除範囲に含める必要がある場合でも，腫瘍側半分のNAC直下の組織厚を最低5mm以上は確保し，前述のごとく主乳管を離断後の乳輪および皮下の剥離は深い皮下脂肪層へ移行すればNACは安全に温存できる。また，NACを部分切除反対側へ移動させることで，難渋するNAC直下の充填が容易となる利点がある（図8）。

4. NAC re-centralization

外円が楕円形で部分切除反対側の脱上皮化する幅が大きく異なる場合は，ただ脱上皮化しただけではNACを移動することは困難で，そのまま縫合するとNACが横長にひきつれたような変形をきたしてしまう。このような場合は，部分切除側の約半周（図4,5d, 6c, 9）は真皮まで全層で切開することで，NAC

の可動性は良好となり，変形することなく対側方向へ移動できるようになる。その際，NAC直下が切離されていなければ特に血流に問題はないが，NAC直下が切離されて肋間からの穿通枝による血流が障害されている可能性がある場合は，真皮層を切離するのは半周以下に留めておいたほうがよい。また，乳頭直下を離断する際も前述のNAC周囲の血管の走行（NAC近傍は真皮表層，末梢は皮下組織内を走行）を意識しなければならない（図7）。縫合に際し注意すべき点は，外周円の上下左右の4ポイントが乳輪縁のそれとは大きく位置が異なるということである（図6d, 9）。乳輪縁と外周円の上下左右を別々に等間隔でマーキングする（図6d, 9）。そしてそれぞれを4-0もしくは5-0モノフィラメントの吸収糸でまず上下左右の4ポイントをバランスよく真皮縫合で閉創すれば，NAC re-centralizationと形状の安定したあらたな乳輪が形成される（図6e, 9）。乳輪の大きさを調整する場合は外円に真皮層で巾着縫合を行って大きさを調整することがあるが，内径と外径の周径差が大きすぎると巾着縫合したときにギャザー状となり，のちに瘢痕が目立

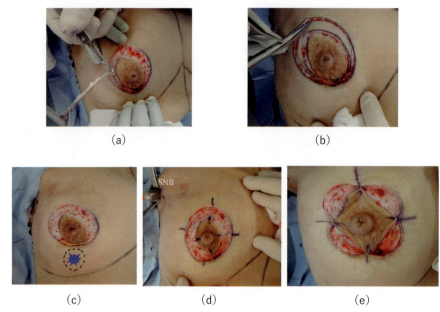

図6 NAC re-centralization
(a) メスでの脱上皮化。
(b) BD領域部分切除症例メッチェンバウム剪刀での脱上皮化。
(c) 脱上皮化後に尾側乳輪縁を全層で切開し，部分切除を行った（黄色線が全層切開部）。
(d) 乳輪と外円を，それぞれバランスをとって等間隔の4点をマークした。
(e) 4点を真皮縫合で固定したところ。

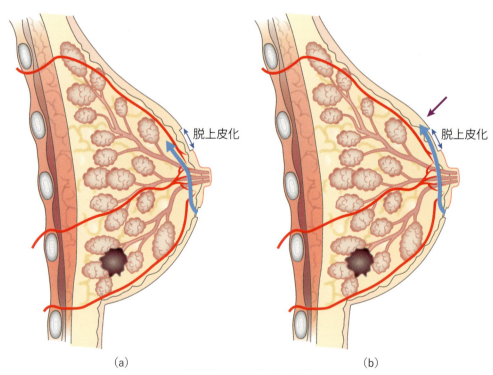

図7 NAC直下の切離
(a) 乳頭直下を離断したあとは，すぐに皮下深層（乳腺組織との境界）に進む。
(b) 乳頭直下を離断したあとも水平に切離を進めると，真皮下血管網を損傷してしまう。

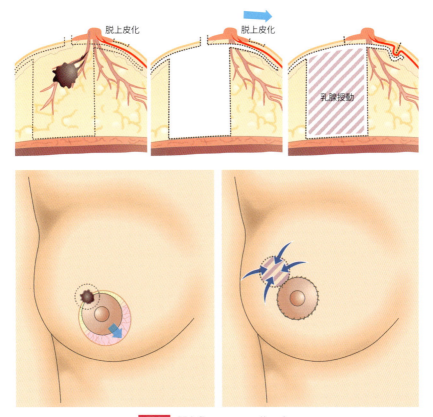

図8 NAC re-centralization
乳頭直下が切除範囲に含まれる場合，NACを部分切除反対側へ移動させることで，NAC直下の充填が容易となる。

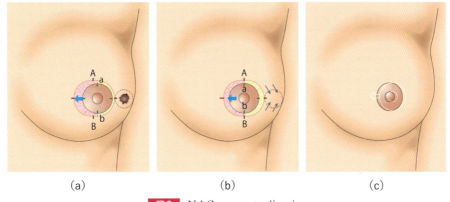

図9 NAC re-centralization
（a）脱上皮化後は，傍乳輪切開以外のアプローチからの部分切除でも切除側の乳輪は全層切開する（黄色部分）。
（b）NACはひきつれをきたすことなく部分切除と反対側へ移動できる。
（c）NAC re-centralization完成後。

つ場合もあるため注意する。

5．術後ケア

術後早期は乳頭に圧が加わらないように，乳頭部をくりぬいたガーゼ，もしくは同様に乳頭部をくりぬいたレストンパットで乳頭の除圧を心がける。

最後に

通常の乳房部分切除術で，どの程度のglandular re-arrangementを行った場合に晩期にNACの偏位が起こるのか，客観的に予想できる指標はいまだない。Basic OPBCSの各項目を慎重に評価し，最終的には術者の経験で判断するしかないのが現状であり，

OPBCSの問題点でもある。ただし，NACの偏位が予想された場合は躊躇なく対処しなくてはならない。その方法の一つとして，NAC re-centralizationは侵襲が少なく比較的容易な手技であるので，ぜひとも習得していただきたい。

文献

1) 矢形 寛：Part Ⅱ 乳房温存手術の実際．1. 整容性を保つ手技の実際．1-2 B. さまざま皮膚切開．整容性からみた乳房温存治療ハンドブック，矢形 寛，芳賀駿介，中村清吾編，東京：メディカルサイエンスインターナショナル；2010. 85-97.
2) Zaha H, Onomura M, Unesoko M: A new scarless oncoplastic breast-conserving surgery: modified round block technique. *Breast* 2013; 22: 1184-8.
3) Petie JY: Part 2. Principles and considerations of oncoplastic breast conservation. 9. Improving the quadrantectomy defect. *Partial Breast Reconstruction. Techniques in Oncoplastic Surgery (Second Edition)*, edited by Losken A, Hamdi M. New York: Thieme Medical Publishers, Inc., 2017. 141-55.
4) Kopkash K, Clark P: Basic Oncoplastic Surgery for Breast Conservation: Tips and Techniques. *Ann Surg Oncol* 2018; 25: 2823-8.
5) 座波久光，阿部典恵，畑川恵里奈，ほか：乳房温存オンコプラスティックサージャリーステップアップガイド - Volume displacement：ステップ1-. *Oncoplast Breast Surg* 2022; 7: 23-31.

III. Volume displacement：ステップ２—①

Periareolar mammoplasty

喜島　祐子[1]

要旨

　Periareolar mammoplasty は，傍乳輪切開部より病変部へ到達し乳房部分切除を実施するため切除瘢痕が目立ちにくいのが特徴で，おもに乳房上部病変の部分切除時に用いられる．傍乳輪切開の形状を生かした乳房部分切除，または乳輪より大きいサイズの円弧の円周上の切開部からの乳房部分切除を行う．切除部の陥凹や乳頭乳輪複合体（以下乳頭乳輪，NAC：nipple areolar complex）のゆがみ，偏位が生じないように volume displacement を行う．NAC の血流維持に留意して実施することが重要である．

はじめに

　乳輪縁に沿った傍乳輪切開は，術後瘢痕が目立ちにくいという点から，整容性を考慮した乳房温存手術の際にはしばしば用いられる切開法である．傍乳輪切開部より皮下剥離をすすめ，目的とする組織を摘出する．病変の位置する近傍の乳輪縁を選択することで，乳房のあらゆる区域にアプローチすることが可能となる．
　本稿では，乳輪縁に皮膚切開をおき，病変部の摘出を行う傍乳輪切開による乳房部分切除についてではなく，乳房の変形や陥凹を防ぐ目的で乳輪縁に切開を加えた Periareolar mammoplasty について紹介する．

1. 乳輪縁に描いた三日月形の皮膚を切除する Periareolar mammoplasty[1)]

適応

　乳輪縁に近い A〜C 区域病変．
　三日月形の皮膚を切除しても乳房ボリュームが保たれると予想されるサイズの乳房．
　乳頭方向への乳管内進展がない症例．

禁忌

　乳頭直下（E 区域）の病変．

手技

　ボリュームのある，下垂した乳房の A 区域乳癌症例を示す（図 1）．左乳房 11 時方向に放射状に切開生検瘢痕を認める．生検の結果，浸潤性乳管癌，断端陽性の診断となった．乳腺追加切除および生検瘢痕切除が予定された．乳房 AC 区域に三日月を描く Periareolar mammoplasty のデザインを図 2 に示す．生検後の乳腺内瘢痕部（超音波検査にて低エコー部に描出）を赤丸で示した（図 2a）．三日月深部の乳腺を皮膚とともに円柱状に切除した．乳輪縁は，三日月以外の部分も皮膚全層切開した（図 2b，c）．乳頭乳輪（乳輪複合体，以下 NAC）の血流は，乳頭直下からきていることに留意しておく．この点に注意を払えば，乳輪縁に沿った全周性・全層性に切開する本手技では，欠損部の修復（Volume displacement）と乳輪の縫合が容易に行える．一方，乳管内進展のため，NAC の裏を剥離しなければならない症例や，乳頭直下を切除しなければならない症例においては，乳輪全周の全層切開は避けなければならない．このような症例では，NAC 裏面が剥離されても NAC の血流は水平方向より維持される Periareolar mammoplasty（後述する Periareolar mammoplasty 2〜4）を選択する．
　本症例では，三日月形の皮膚を付着させた円柱状部分切除を実施し，術中病理にて断端陰性（複数）であることを確認した．図 2d に切除標本を示す．なお本症例では，左右対称性を保つ目的で，対側乳房へ同様の切除を行う方針となり，三日月形の皮膚を付着させた乳腺を摘出した（保険適用外，臨床研究）．
　三日月の 2 つの円弧に沿った乳腺壁を面で縫合する（図 2e，f）．吸収糸を用いて適宜縫着する．乳輪周囲を全層で切開しているため，欠損部の修復と乳頭乳輪

---

[1] 藤田医科大学医学部乳腺外科学講座

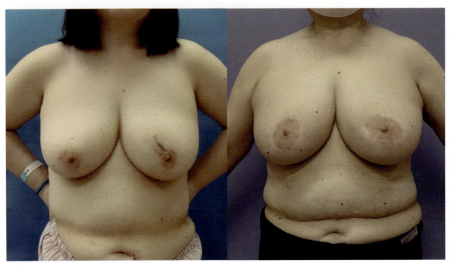

(a) 術前　　　　　　　　　(b) 術後 9 年

図1 症例 1　左 A 区域乳癌，T1N0M0 StageI，BMI 28.5kg/m²

の位置修正の自由度が高い．本症例では，Volume displacement のために乳腺を授動する際，皮下剝離を行わずに欠損部を修復することができた．最後に乳輪縁を縫合する．円周の異なる 2 つの円を縫合する．まず，全層切開によってできた外側の円，内側の円（乳輪）の，それぞれ 8 ヵ所に印をつけ，仮固定を行う（図2g, h）．つぎに，吸収糸（PDS®II，ジョンソン・エンド・ジョンソン株式会社）を用いて仮固定の間を数ヵ所真皮埋没縫合する．さいごに，乳輪を全周性に水平連続縫合する（図2i）．乳輪の再拡大を防ぐ目的で，乳房縮小術の際に用いられている非吸収糸（PROLENE®，ジョンソン・エンド・ジョンソン株式会社）を用いた．元の乳輪サイズに対して大きな円周をもつ皮膚を合わせたため，縫合直後には乳輪周囲に細かいギャザーが寄った仕上がりになる（図2j, k）．1 年ほど経過するとこの凹凸は消失する（図1b）．

2. 乳輪縁・頭側に描いた三日月形の皮膚を脱上皮し，脱上皮した皮膚，その深部の乳腺組織を Volume displacement に利用する Periareolar mammoplasty ＜三日月形真皮と切除範囲が重ならない場合＞[2]

適応

乳房の大きな症例，下垂乳房症例．
11〜1 時方向の病変．

手技

やや下垂のある，ボリュームのある乳房の症例を示す（図3a）．左乳房 AC 区域に病変を認める．乳輪の 10〜2 時方向に三日月を描く．乳腺部分切除に先んじて，三日月の外周および乳輪の表皮のみに切開を入れる．三日月以外の 2〜10 時方向の乳輪縁も同様に，表皮のみ切開を入れる．つぎに，三日月の範囲を脱上皮する（図4a）．つぎに，10〜2 時の三日月の長弧の皮膚を全層で切開する．皮膚側にわずかに脂肪を付着させた層で頭側へ皮下剝離を進め，乳房円柱状部分切除を行う（図4b, c）．術中に複数の断端を迅速病理検査へ提出し，陰性であることを確認した．止血を確認後 Volume displacement を開始する．脱上皮した三日月形皮膚の辺縁を頭側へ牽引し，乳腺断端へ縫合する（図4d）．つぎに勢刀またはメスを用いて，三日月の辺縁である乳輪縁 3〜4 時方向，8〜9 時方向の，表皮浅層から中間層での剝離を追加し，真皮露出面を広げる（図4e）．この作業により，三日月形真皮を頭側へ牽引したために生じた外周円のゆがみが小さくなり，外周円の形が整えられる．乳輪縁と外周円の辺縁を仮固定後，真皮埋没縫合を加え，最後に水平連続縫合で外周円を縫縮する．この際，対側乳輪と同じサイズになるように加減して縫縮することが肝要である（図4f〜h）．図5 に本手技のシェーマを示す[2]．デザインする三日月の幅（頭尾方向の長さ）と，牽引・固定する位置によって，乳頭乳輪位置の頭側への偏位具合が異なることを認識しておく．図6 に下垂した乳房症例を示す．本症例では，対側乳房に対する縮小手術を実施した（保険適用外，臨床研究）．術前の立位正面像から，健側乳房がやや大きく，乳頭乳輪位置が下がっていることが分かる．でき上がりの乳頭乳輪位置をそろえるため，左右で三日月形の幅が異なるデザインを行った（図6b）．術中所見を図7 に示す．

筆者らは両側手術を実施する場合，術後照射が患側乳房のサイズや乳頭位置に影響すると予想して，健側では患側乳腺の重量比 110％の組織を摘出している．

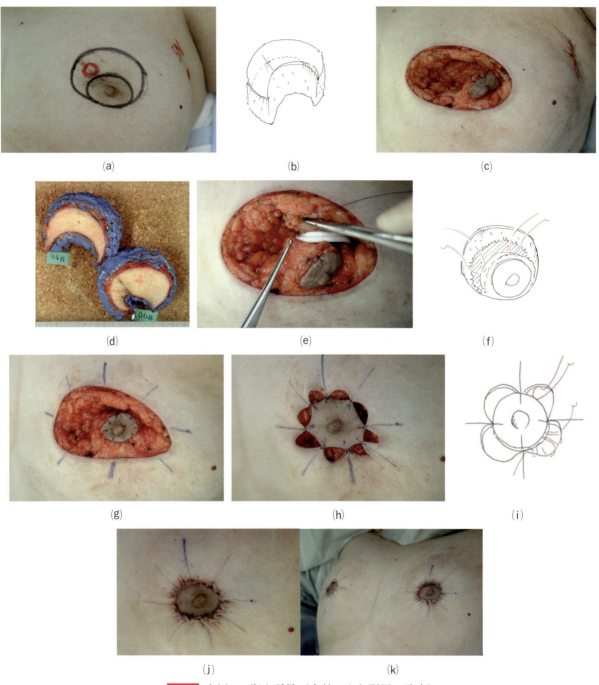

図2 症例1 術中所見（文献1より引用，改変）
(a) 左11時方向の切開瘢痕を含む三日月を描く．
(b, c, d) 三日月深部の乳腺を皮膚とともに円柱状に切除する．
(e, f) 三日月の2つの円弧に沿った乳腺壁を面で縫合する．
(g, h) 全層切開によってできた外側の円，内側の円（乳輪）の各8ヵ所に印をつけ，仮固定する．
(i, j, k) 仮固定の間を数ヵ所真皮埋没縫合したのちに，水平連続縫合を行う．

これまでの経験から，良好な左右対称性が得られていることより，患側比10％増の切除量は妥当ではないかと考えている[3]．術前より乳房のサイズ・乳頭位置に左右差がある症例では，差異を加味して，健側切除量を決める必要がある．なお，健側では大胸筋筋膜は切除していない．本症例の術後経過を図8に示す．乳輪縁の水平連続縫合を非吸収糸で実施したが，術後乳輪縁に発赤を生じたため，術後2年で両側乳房ともに抜糸した．術後6年の時点で縫合乳輪縁の発赤や乳輪拡張は認められていない．

なお，術中に乳頭方向の断端陰性が確認され，NAC直下の剥離を行わない症例では深部からNACの血流が保たれるため，1．の手技のように乳輪を全周性全層性に切開することができ，Volume displace-

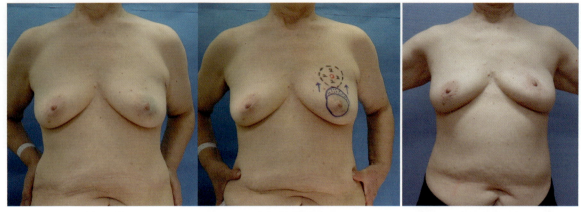

(a) 術前　　　　　　　(b) 術前デザイン　　　　　　(c) 術後 4 年

図3 症例 2　左 AC 区域乳癌，T1N0M0 StageI，BMI 25.5kg/m²

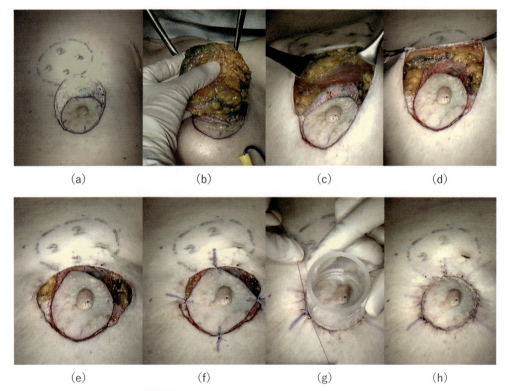

図4 術中所見（文献 2 より引用，改変）

(a) 三日月および三日月以外の 2〜10 時方向の乳輪縁の表皮のみ切開を入れたのち，三日月の範囲を脱上皮する。
(b, c) 三日月の長弧を 10〜2 時方向で全層で切開する。皮膚側にわずかに脂肪を付着させた層で頭側へ皮下剥離を進め，乳房円柱状部分切除を行う。
(d) 脱上皮した三日月形皮膚の辺縁を頭側へ牽引し，乳腺断端へ縫合する。
(e) 三日月の辺縁である乳輪縁 3〜4 時方向，8〜9 時方向の，表皮と真皮の間をわずかに剥離し，外周の円を整える。
(f, g, h) 乳輪縁と外周円の辺縁を仮固定後，真皮埋没縫合を加え，最後に水平連続縫合で外周円を縫縮する。

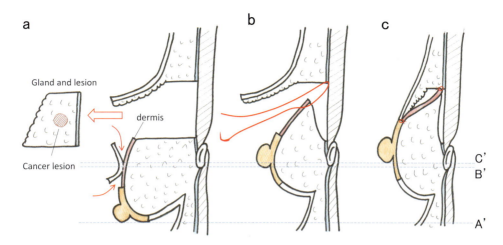

図5 症例2　volume displacement のシェーマ（文献2より引用）
(a) 乳頭頭側の皮膚を三日月形に脱上皮する。全層切開した部分より円柱状部分切除を行う。
(b) 三日月部分の真皮乳腺弁を欠損部へと授動し，残存乳腺辺縁へ固定する。
(c) 頭側皮弁の皮膚断面を乳輪縁へ縫合する。乳輪側皮膚の縫合面は全層皮膚よりも薄い。

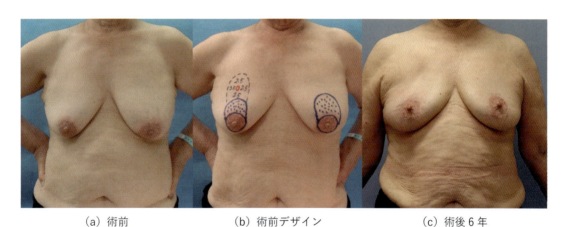

　　(a) 術前　　　　　　　(b) 術前デザイン　　　　　(c) 術後6年
図6 症例3　右 AC 区域乳癌，T1N0M0 StageI，BMI 28.3kg/m²

ment と乳輪縫縮を容易に実施することができる。

> **3. 乳輪縁・頭側に描いた三日月形の皮膚を脱上皮し，脱上皮した皮膚，その深部の乳腺組織をVolume displacementに利用するPeriareolar mammoplasty＜三日月形真皮と切除範囲が重なる場合＞**

適応

乳房の大きな症例，下垂乳房症例。
左右ともに10～11時方向，1～2時方向の病変。

手技

症例4はボリュームのある，やや下垂のある乳房症例で，病変は左10～11時方向にある（図9）。脱上皮した三日月部分と円柱状部分切除が重なっている。重なっている部分では，脱上皮した皮膚裏面の組織は円柱状部分切除の一部として切除する。重なっていない部分では三日月形真皮の背面に乳腺を付着させ，欠損部へとローテーションして乳腺辺縁に縫着する。本症例では，対側（健側）乳房がやや下垂し，乳頭乳輪位置が下がっていることに留意してデザインを行った（図9b）。健側の切除は，症例2, 3のように12時方向の乳腺を切除し，三日月部分をローテーションすることなく頭側へ挙上して縫合した（図9c）。

> **4. 乳輪縁に描いたドーナツ状の皮膚を脱上皮し，脱上皮した皮膚，その深部の乳腺組織をVolume displacementに利用するPeriareolar mammoplasty**

適応

乳房の大きな症例，下垂乳房症例。

31

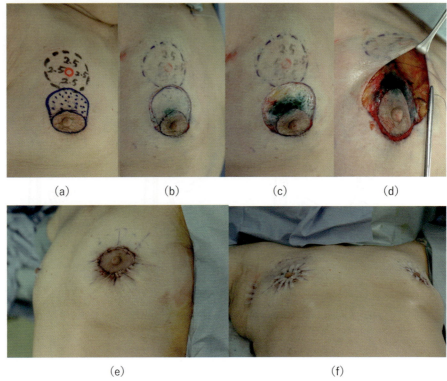

図7 症例3　術中所見
(a) やや幅の広い三日月を乳輪の頭側に描いた。
(b) 三日月部，乳輪全周皮膚を表皮のみ切開する。
(c) 三日月部を脱上皮する。
(d) 症例2と同様に，部分切除後の乳腺欠損部分に三日月形真皮乳腺脂肪弁を授動し，真皮辺縁を残存乳腺辺縁に縫合する。
(e) 乳輪縫縮後の所見。
(f) 対側（健側）乳房へのmirror image biopsyを追加した（保険適用外，臨床研究）

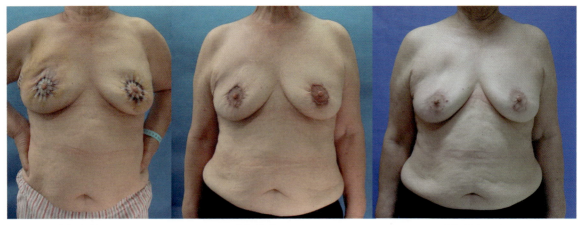

(a) 術後4日　　(b) 術後1ヵ月　　(c) 術後6年

図8 症例3　術後所見
(a)，(b)はPROLENE®抜糸前，(c)は抜糸後。

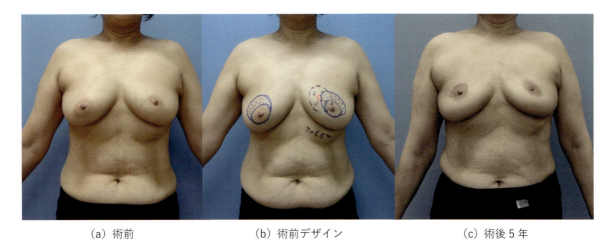

(a) 術前　　(b) 術前デザイン　　(c) 術後5年

図9 症例4　左A区域乳癌，T1N0M0 StageI，BMI 23.6kg/m²

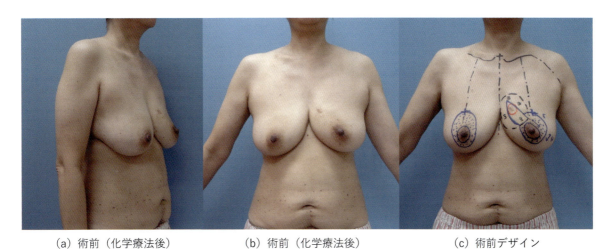

(a) 術前（化学療法後）　　(b) 術前（化学療法後）　　(c) 術前デザイン

図10 症例5　左A区域乳癌，ycT1N0M0 StageI，BMI 23.2kg/m²

概念

乳輪周囲の皮膚をドーナツ状に脱上皮することからDoughnut mastopexy lumpectomyと呼ばれ，美容目的の乳房縮小固定手術でのround block techniqueも同様の手技とされる[4]。

手技

症例5は，ボリュームのある下垂した乳房症例で，病変は左10時方向にある（図10）。術前化学療法実施例である。病変が皮膚に近接していたため，腫瘍直上の皮膚を合併切除する予定とした（図10c）。まず，ドーナツ状に皮膚を脱上皮する。つぎに，合併切除する三角形皮膚を全層で切開した（図11a）。この全層切開部より皮下剥離を進め，円柱状部分切除を行った（図11b）。複数の断端陰性を術中に確認したのちにvolume displacementを開始する。まず，ドーナツ外円の円周上で，三角形の底辺に入れた全層切開を1時方向まで延長する（図11c）。つぎに，9～1時方向の脱上皮した皮膚とその深部の乳腺でできる真皮乳腺弁を，浅部と深部に分かれるよう大胸筋に水平に切開する。真皮の付着した浅部（＊）を内側欠損部分へローテーションし，真皮辺縁を残存乳腺辺縁へ縫着した（図11d～f）。深部組織（＃）は大胸筋表面から剥離しないよう留意する。三角形の皮膚を合併切除した部分では2辺を縫合する。乳輪縁は仮固定ののち，1.の手技の説明で記載した手技で真皮埋没縫合と水平連続縫合を実施する。本症例は健側乳房が下垂し，乳頭乳輪も足側に位置していた（図10a，b）。健側乳房の縮小術（保険適用外）のデザインは術前に入念に行っておく。本症例ではドーナツ状に脱上皮したのち，症例2，3のように12時方向の乳腺を切除し，三日月部分をローテーションすることなく頭側へ挙上して縫合した（図11g～i）。左乳房の術後3年の状態を図12に示す。

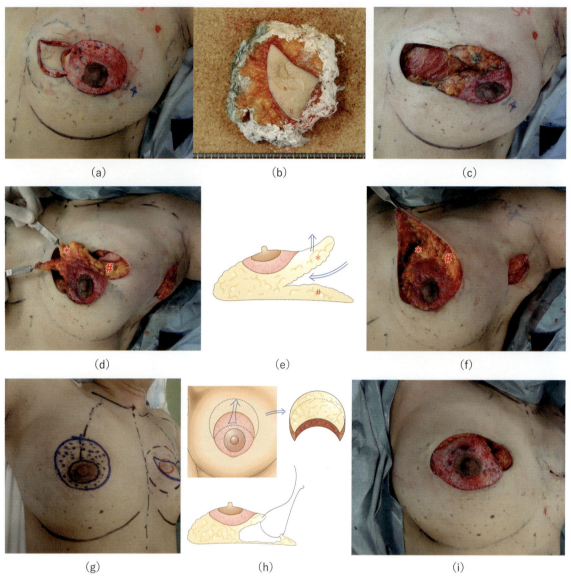

図11 症例5 術中所見

(a) ドーナツ状に皮膚を脱上皮する。つぎに，合併切除する三角形皮膚を全層で切開する。
(b) 円柱状部分切除。複数の断端陰性を術中に確認した。
(c) ドーナツ外円の円周上で，三角形の底辺に入れた全層切開を1時方向まで延長する。
(d, e) 9〜1時方向の脱上皮した皮膚とその深部の乳腺でできる真皮乳腺弁を，浅部（＊）と深部（#）に分かれるよう大胸筋に水平に切開する。
(f) 真皮の付着した浅部（＊）を内側欠損部分へローテーションし，真皮辺縁を残存乳腺辺縁へ縫着する。深部組織（#）は大胸筋表面から剥離しないよう留意する。
(g) 対側（健側）乳房の縮小術（保険適用外）を実施する。もともと健側乳房のサイズが大きく下垂しているため，脱上皮するドーナツ型は患側よりも大きい。
(h, i) ドーナツ状に脱上皮したのち，2〜11時方向の乳腺を部分切除する。真皮乳腺脂肪弁を頭側へ授動し，残存乳腺辺縁へ縫着する。

Tips

乳房のボリュームのある10〜2時方向病変に対する乳房部分切除術時のOncoplastic surgeryとして実施可能なPeriareolar mammoplastyについて解説した。乳輪縁に三日月あるいはドーナツを描き脱上皮し，乳輪の全周を縫合するため乳輪の偏位や変形はきたしにくい。脱上皮した組織を欠損部へ補填できるため，乳房の陥凹を最小限にとどめることができる。

保険適用外の対側乳房への乳房縮小術を実施した症例での実施例も提示した。対側（健側）乳房縮小術を実施しない場合には，症例2のように脱上皮した三日月形真皮あるいはドーナツ状真皮の縫合部位を調整することで，乳頭偏位による左右差を小さくすることが

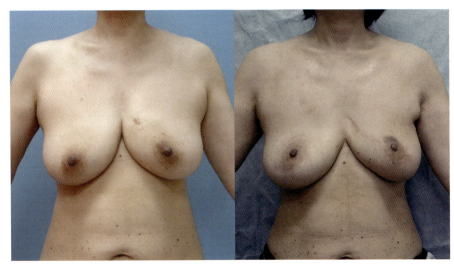

（a）術前（化学療法後）　　　　　（b）術後3年

図12 症例5　術前術後肉眼所見

可能である。

　本手技の導入開始時に筆者らは，乳輪縁の縫縮は欧米のテキストにあるように，非吸収糸を用いていた[5]。本章で紹介した2〜4のPeriareolar mam-moplastyでは，乳輪縁では全周性に表皮のみを切開する。そのため閉創時にNAC側の皮膚の厚みは正常の約1/2の厚みしかない。全層の皮膚と表皮のみの断面を縫合するため，全層の皮膚同士の縫合にくらべると，より難易度が上がる（図5c）。症例3は，術後に乳輪縁皮膚で非吸収糸を表面から触知し，患者の違和感の訴えが続いたため抜糸した（図8）。吸収糸を用いた縫合では，長期的に乳輪縫縮を維持する作用が，非吸収糸に劣る可能性は残るものの，この経験以降，水平連続縫合も吸収糸を使用するように変更した。最長15年の観察では，整容性に問題をきたすような乳輪拡張は生じていない[6-9]。この理由として，乳房縮小目的の手術が生まれた欧米と比較すると，わが国では，対象となる女性の乳房のサイズや皮膚の厚みに差があるため，皮膚の伸びやすさに違いがあると思われる。また，本手技が適応となる日本人女性は，肥満・加齢に伴う下垂乳房である，などの理由から，術後の乳房の再下垂や再肥大，それに伴う乳輪拡張が起こりにくいのではないかと考えている。

最後に

　Volume displacementと乳輪全周の縫合を行うため，乳房局所の陥凹やNACの偏位変形が起こりにくい，ボリュームのある乳房のAC区域病変に対応可能なPeriareolar mammoplastyについて解説した。

文　献

1）Kijima Y, Yoshinaka H, Hirata M, et al: Oncoplastic surgery in Japanese patient with breast cancer close to the areola. Partial mastectomy using periareolar mammoplasty: a case report. *Case Rep Surg* 2011; Article ID 121985.

2）Kijima Y, Yoshinaka H, Hirata M, et al: Oncoplastic breast surgery combining periareolar mammoplasty with volume displacement using a crescent-shaped cutaneous flap for early breast cancer in the upper quadrant. *Surg Today* 2013; 43: 946-53.

3）Kijima Y, Yoshinaka H, Ishigami S, et al: Oncoplastic surgery for Japanese patients with ptotic breasts. *Breast Cancer* 2011; 18: 273-81.

4）Masetti R, Pirulli PG, Magno S, et al: Oncoplastic techniques in the conservative surgical treatment of breast cancer. *Breast Cancer* 2000; 7: 276-80.

5）Sampaio Goes JC: Periareolar mammoplasty: double-skin technique with application of mesh support. Surgery of the breast. Principles and art (2nd Ed.), edited by Soear SL, Philadelphia: Lippincott Williams & Wilkins; 2006. 991-1007.

6）Kijima Y, Yoshinaka H, Funasako Y, et al: Oncoplastic surgery after mammary reduction and mastopexy for bilateral breast cancer lesions: report of a case. *Surg Today* 2008; 38: 335-9.

7）Kijima Y, Yoshinaka H, Hirata M, et al: Oncoplastic surgery of Japanese patients with breast cancer of the lower pole. *Surg Today* 2011; 41: 1461-5.

8）Kijima Y, Yoshinaka H, Hirata M, et al: Oncoplastic surgery in a Japanese patient with breast cancer in the lower inner quadrant area: partial mastectomy using horizontal reduction mammoplasty. *Breast Cancer* 2014; 21: 375-8.

9）Kijima Y, Hirata M, Shinden Y, et al: Clinical experiences for oncoplastic breast surgery improve a cosmetic outcome and reduce postoperative complications. *Clin Surg* 2018; 3: 1-6.

III. Volume displacement：ステップ2－①

Lateral mammoplasty

座波　久光[1]

要旨

　C区域やCD境界区域の切除容量の大きい乳房部分切除術は，特徴的な乳頭乳輪の偏位や変形をきたすことがある。Lateral mammoplastyは比較的大きい切除容量でも，このような乳頭乳輪の偏位や変形を避けるために考案された術式である。手技としては皮膚を含めて放射状に部分切除を行うことと，乳輪周囲を脱上皮化して乳頭乳輪を頭・内側方向に移動させることである。本術式は創が目立つという欠点はあるが，比較的容易に施行でき，脂肪壊死などの合併症を避けることができるので，特に脂肪性乳房に対しては有用な術式である。

はじめに

　Volume displacementのステップ2とは乳房を必ずしも元の形に温存することを目的とはせず，乳房の全体的形態を整えるため，乳頭乳輪の形の修正や移動を要する手技が多い。一般的に適応となる乳房は一定サイズ以上の大きさが必要で，背景乳腺組織は脂肪性乳房であることが多いため，移動する乳腺組織や乳頭乳輪の血流に十分留意し，広範なdual-plane underminingは避けることが多い。本稿では，Volume displacementステップ2－①のlateral mammoplastyについて述べる。

概念

　本術式の目的は，C区域やCD境界区域の部分切除後の変形で最も多くみられる，乳頭乳輪（乳頭乳輪複合体，以下NAC）の切除方向への偏位や変形（図1）を防止することである。手技としては，腫瘍直上の皮膚を含めた放射状切開で部分切除を行い，欠損部の充填はおもに大胸筋からの剥離のみで残存乳腺組織を移動させて行う。皮下および大胸筋前面を同時に剥離すること（dual-plane undermining）を極力少なくして脂肪壊死を予防することと，Volume displacementのステップ1で解説したNAC re-centralizationを併用することで，縮小された整った形で乳房を温存する手技である（図2）[1-3]。皮膚切開の形状がtennis racquetに類似していることより，racquet mammoplastyと称されることもある[4]。また，内側のA区域，AB境界区域にmedial mammoplastyとして応用することも可能である[5]。

適応

　切除部位がC～CD境界区域で，基本的には腫瘍直上の皮膚を大きく切除することでdual-plane underminingを避けることができるので，脂肪性乳房はよい適応である。また，切除容量もしくは切除容量／乳房容積比が大きい，あるいは腫瘍直上の皮膚切除が必要なため，術後にNACの偏位や変形が予想される症例もよい適応である。ただし，C～CD境界区域の腫瘍でもNACより離れた辺縁部に位置する腫瘍は難易度が高くなるので注意が必要である。

禁忌

　NACの切除が必要な症例。もしくは，乳頭直下の組織厚が5mm以上，確保できない症例。乳房サイズが小さい症例，創が長くて目立つことを許容できない症例やケロイド体質の症例は相対的禁忌である。また，術後断端陽性の場合はNSMに変更する予定のある症例では，NSMの際にNACの血流障害や壊死等の合併症が高くなることをあらかじめ念頭に入れておいたほうがよい。

---

[1] 中頭病院乳腺センター

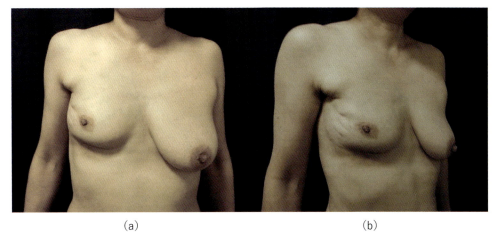

図1 右温存療法後症例。切除範囲はC区域で,皮膚切開は前腋窩線
(a) 傷は目立たないが,乳頭乳輪の変位と左右差が顕著である。
(b) 外上方向への引きつれにより,乳輪も楕円形に変形している。

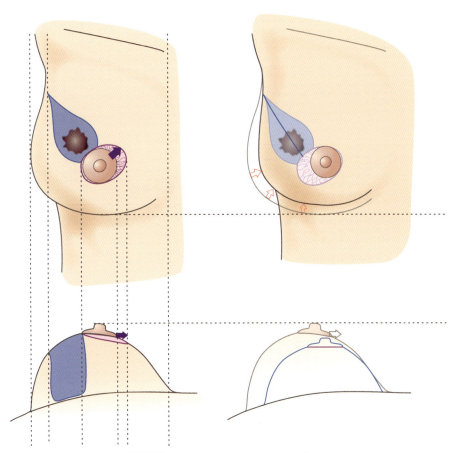

図2 Lateral mammoplasty の概念
腫瘍を直上の皮膚を含めて一塊にくさび形で切除する。皮下剥離は行わず,大胸筋から残存乳腺を剥離して欠損部の充填を行う。NACの偏位を予防するために頭・内側方向に NAC re-centralization を行い,縮小された形の整った乳房を形成する。

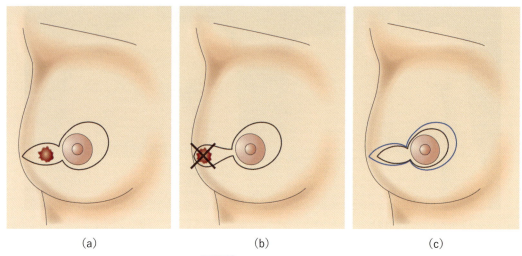

図3 術前マーキング
(a) 腫瘍直上の皮膚を含めたくさび形の横もしくは斜め方向で同じ長さの2本の切開線と，乳輪周囲にNAC re-centralizationのためにやや縦長でドーナツ状の切開線を描く。
(b) 腫瘍が辺縁に位置し外側で2本の線が離れすぎるデザインを描くと，乳腺組織の再構築や閉創の際に，頭・尾側方向に緊張が強くかかりすぎることになるので本術式は適さない。
(c) 切除容量が大きくなるにつれ2本線の間隔は広くなるので，NACの移動幅も大きくして縮小率を上げる。その際のNAC外円のデザインはやや内側方向の縦長にするとよい。

1．術前デザイン

①仰臥位でエコーを用いて腫瘍と切除範囲のマーキングを行う。
②立位で腫瘍直上の皮膚を含めるようにしてほぼ同じ長さの2本の線を横，もしくは斜め方向に描く（図3a）。2本線はくさび形で底部はのちに述べる乳輪外円に接するようにする。2本線は腫瘍部でやや弧状にしてもよいが，外側で2本の線が離れすぎると，乳腺組織の再構築や閉創の際に，頭尾側方向に緊張が強くかかりすぎることになる（図3b）。
③NACを頭・内側方向に移動させること（re-centralization）を目的に，乳輪周囲にドーナツ状のマーキングを描く。切除の際に外円の一部が切り取られてしまうため，外円は乳輪と同心円ではなく，縦長の楕円形のほうが最終的には円形の乳輪形として整えやすい（図3）。最終的には縮小されたあらたな形態の乳房が形成されるため，NACもあらたな乳房の適切な位置に移動させる必要がある。もともとの乳房のサイズや形態にもよるが，われわれは外円をやや内側に向かう斜め縦長に描くことが多い。2本の切除線が最も離れる距離（くさび形の幅）は腫瘍径と切除量により規定されるが，切除量が増えるほど，すなわち2本の切除線間の距離が離れれば離れるほど，脱上皮化する外円は広くやや内側に向かう斜め縦長に描き，NAC re-centralizationにおける頭・内側方向への移動距離を大きくし，乳房全体の縮小率を上げるようにデザインする（図3c）。

2．手術手技

①マーキングに従い皮膚切開を行う。乳輪周囲の脱上皮化は，部分切除の前に行っても後に行ってもどちらでもよい（図4a，5a）。続いて皮膚も含めた部分切除を行う。腫瘍周囲のみの円状切除で外側の組織を残しすぎると，乳腺組織を縫合する際に乳房外側に膨隆が生じることがある。よって腫瘍学的には必要がなくとも，2本の皮膚切開線間の乳腺組織はくさび形に切除したほうがよい（図4a，b，5b，c）。同一の皮膚切開線外側より，センチネルリンパ節生検や腋窩郭清も容易に施行できる。
②NAC直下の切除は，re-centralizationで移動する距離と同程度までは乳輪外側縁から乳頭方向に切り込むことができるが（図4c），re-centralizationにおける移動距離より大きく内側にNAC直下の組織を切除すると，乳腺組織を縫合する際にNAC直下の欠損部の充填がむずかしくなる。よってNAC直下を広範囲に切除範囲に含める場合は，乳輪周囲の外円を大きく描きNAC re-centralizationの移動幅を大きくすることが必要となる（図3c）。その際，NACの血流温存には細心の注意が必要で，われわれはNAC直下の組織厚は，腫瘍側でも最低5mm

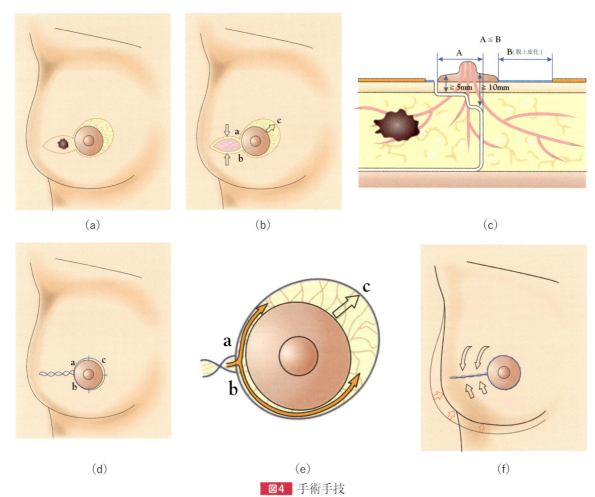

図4 手術手技
(a) 部分切除と乳輪周囲の脱上皮を行う．
(b) 主として大胸筋からの剥離で乳腺組織を移動させて欠損部を充填する．
(c) NAC直下が切除範囲に含まれる場合は，NACを移動させること（NAC re-centralization）でNAC直下の欠損部が充填される．よって乳輪外側から内側切除断端までの距離（a）は，NACの移動距離（b）より短いほうがよい．
(d) 皮下剥離は行わず，乳腺組織は大胸筋から剥離して欠損部へ移動させて縫合する．
(e) NACの可動性が悪い場合は脱上皮化した外側部を全層で切開する．
(f) NAC re-centralizationを行うことで，若干縮小されるが形の整った乳房が形成される．

以上，主乳管をこえた内側は皮下脂肪層を残す1cm以上の組織厚を確保している（図4c）．
③C，D区域の残存乳腺組織を大胸筋より剥離し，頭側・足側の皮膚乳腺弁を全層性に縫合する．組織の厚い乳頭に近い側は2層で縫合することもある．乳腺組織を縫合したのちに2本の放射状切開部を均等に皮下縫合で合わせておく（図4d, 5d）．
④脱上皮化した部分の外周の切開線と乳輪縁を縫合する．図4bのa-b-c点の距離ともとの乳輪周径が同じ長さであることが望ましいが，多少長さが異なっていても外円の創を縫縮することは可能である．また，もとの乳輪直径が4cm以上に大きい場合は，乳輪外縁を全周性に脱上皮化して，4cm程度に縮小したほうが整容性の向上につながる．ドーナツ外周の切開線と乳輪縁の縫合に際しては，まず，図4bのa点とb点を真皮縫合で縫合する（図4b, d）．その際に外円が横長の楕円形となった場合は，形状を円形にするためにさらに頭側方向に脱上皮化を追加するとよい．また，a-b点を縫合後に脱上皮化した真皮組織の引きつれにより，NACが十分に頭・内側方向へ移動できないことがある．その場合は，b点より尾側周りに内側方向に，もしくはa点より若干頭側周りに内側方向に脱上皮化した乳輪縁を全層性に切開を加えることでNACは移動しやすくなる（図4e, 5e）．ただし，少なくとも頭・内側方向1/3周の脱上皮化した真皮層は温存しなくてはならない．

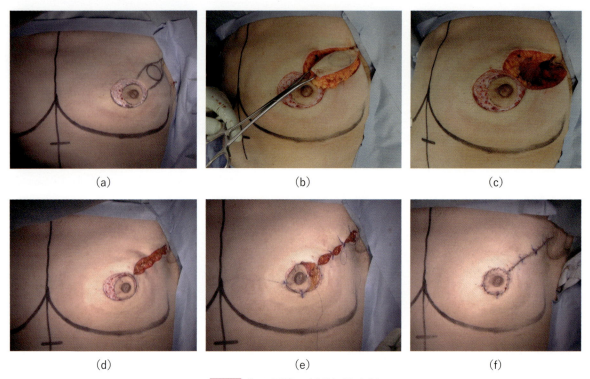

図5 左C区域の部分切除症例
(a) やや内側を広めに縦長のデザインで脱上皮化を行った。
(b) 腫瘍直上の皮膚を含め，部分切除とセンチネルリンパ節生検を行った。
(c) C区域の残存乳腺組織を若干大胸筋より剥離した。
(d) 乳腺組織を縫合後に，放射状切開部の皮下縫合を行い，部分切除乳頭側断端部で脱上皮化した外円端を真皮縫合で縫合した。
(e) 外側の脱上皮化部を一部全層で切開し，NACを内側へ移動できるようにした。その後，NACと外円の上下左右を等間隔でマーク後，真皮縫合で閉創した。
(f) 皮膚縫合終了後。

⑤外周の円と乳輪をそれぞれ上下左右の4ポイントを等間隔でマークして，4-0モノフィラメント吸収糸で真皮埋没縫合を行う。乳輪形が円形になるように確認しながら，適宜真皮埋没縫合を追加し，皮膚は5-0モノフィラメント非吸収糸で閉創している（図4f, 5f）。

3. 術後ケア

術後早期は乳頭に圧が加わらないように，乳頭部をくりぬいたガーゼ等で乳頭の除圧を行う。手術翌日からはスポーツ用ブラで固定する。創部が長く目立つ位置にあるので，照射後もテーピングを行い，症例によってはトラニラスト内服によるケロイドや肥厚性瘢痕の予防を行うこともある。形成外科的皮膚縫合の手技と丁寧な術後ケアを行うことで，できるだけ創を目立たないようにすることが大切である（図6）。

Tips

Lateral mammoplasty を CD 境界区域に応用する場合，皮膚切除量が大きいと閉創後に放射状の切開線と乳房下溝線（以下 IMF）が近接してしまう欠点がある。そのために IMF が吊り上がり，整容性が損なわれてしまう（図7）。そのような場合は，本特集の Volume replacement ステップ2－①で解説した IMF より尾側に neo IMF を作製する Abdominal advancement flap を併用したほうがよい（図8）[6]。

おわりに

NAC re-centralization を応用した Lateral mammoplasty について解説した。創が長く目立つことと，乳房が縮小されることは避けられないが，NACを適切な位置に移動させることで偏位と変形を予防し，形の整った乳房を保つためには安全で有用な手技である。

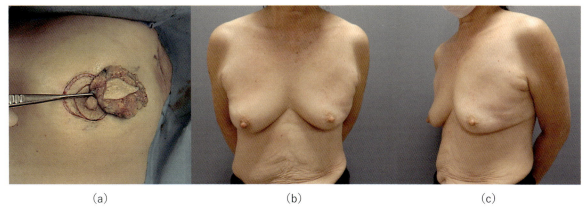

図6 左C区域の部分切除症例
(a) 術中写真。NACに近い部分切除で直上の皮膚ごと部分切除を行い，NACのre-centralizationを行った。
(b, c) 照射後2年。NACの偏位・変形はなく，創部も目立たない。

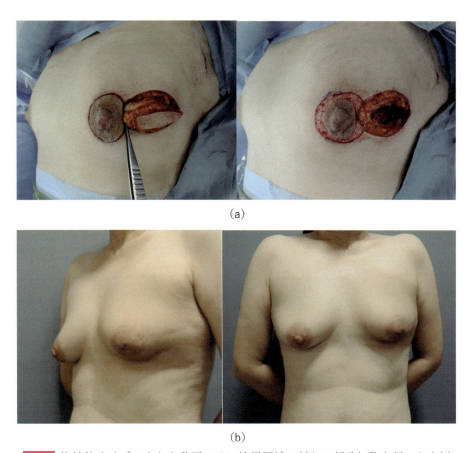

図7 比較的サイズの小さな乳房のCD境界区域に対して部分切除を行った症例
(a) 術前の基本的なマーキングがなく，切除範囲とIMFの位置関係が不明瞭。
(b) NACの偏位と変形はないが，切除創とIMFが近接していたため，IMFが吊り上がったような形状で整容性は不良である。

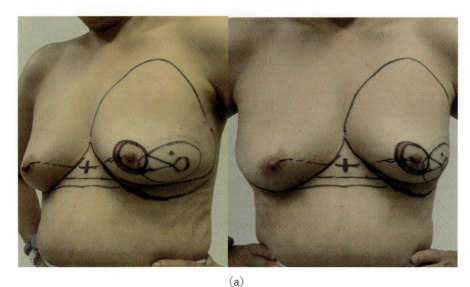

図8 Lateral mammoplasty と Abdominal advancement flap を組み合わせた症例
（三重大学附属病院　小川朋子先生ご提供）
(a) IMF 尾側に neo-IMF をデザインし，欠損部への volume replacement を併用した。
(b) 術後。NAC の偏位・変形はなく，創部と neo-IMF との距離も保たれており整容性は良好である。

文　献

1) Ballester M, Berry M, Couturaud B, et al: Lateral mammaplasty reconstruction after surgery for breast cancer. *Br J Surg* 2009; 96: 1141-6.
2) 座波久光, 尾野村麻以: Lateral mammoplasty と Shutter technique を用いた乳房温存術についての検討. 乳癌の臨床　2014; 29: 127-36.
3) 小川朋子, 座波久光: 第 2 章　乳房温存術と oncoplastic surgery, 1. Volume displacement technique 3) Lateral mammoplasty (Racquet mammaplasty). 乳房オンコプラスティックサージャリー, 矢野健二, 小川朋子編, 東京: 克誠堂出版; 2014. 46-51.
4) Clough KB, Kaufman GJ, Nos C, et al: Improving breast cancer surgery: a classification and quadrant per quadrant atlas for oncoplastic surgery. *Ann Surg Oncol* 2010; 17: 1375-91.
5) Fitoussu A, Berry MG, Couturaud B, et al: 2. Oncoplastic Breast Surgery. Plastic Surgical Techniques in Breast Cancer Surgery. Oncoplastic Breast Cancer Surgery Techniques. Medial Mammaplasty. *Oncoplastic and Reconstructive Surgery for Breast Cancer,* edited by Fitoussu A, Berry MG, Couturaud B, et al: Paris: Springer-Verlag, Inc. 2008. 37-8.
6) 小川朋子, 畑川恵里奈: 乳房温存オンコプラスティックサージャリーステップアップガイド—Volume replacement: ステップ 1 Abdominal advancement flap & modified abdominal advancement flap. *Oncoplast Breast Surg* 2022; 753-60.

III. Volume displacement：ステップ２−②

V-mammoplasty

喜島　祐子[1]

要旨

　欧米では，V-mammoplastyは，ボリューム・下垂のある乳房のB区域病変に対する乳房部分切除時に適応される手技として実施されている．本稿では，V-mammoplastyと，V-mammoplastyが実施できないボリュームの乳房でも適用されるよう改変を加えたV-rotation mammoplastyについて紹介する．

Ⅰ．V-mammoplasty：B区域の病変および病変周囲の皮膚・乳腺組織を扇形に切除する．乳房下溝線全層で切開を入れる．B区域の欠損部に，BD区域の皮膚乳腺弁を授動して欠損部を補填する．ボリューム・下垂のある乳房症例では，BD区域の皮膚乳腺弁を胸壁からほとんど剥離せずに欠損部へのdisplacementが可能である．皮弁をまったく作成しないため，脂肪性乳房の症例でも実施可能である．術前より，B区域の皮膚乳腺組織切除後の皮膚乳腺で作られる新しい乳房マウンドを予測し，新乳頭乳輪位置を予定しておく．対側乳房の縮小術を加えると，より整容性の高い結果を得ることができる．

Ⅱ．V-rotation mammoplasty：下垂のない乳房，または，あまりボリュームのない乳房のB区域，BA区域，AB区域病変が適応となる．切除ボリュームを，BD区域の皮膚乳腺弁に乳房下溝線より足側の皮下脂肪を付着させた皮膚乳腺脂肪弁を，ある程度胸壁から剥離して欠損部に補填する点でV-mammoplastyとは異なる．

Ⅰ，Ⅱいずれの手技も，乳輪縁から内下方に放射状にのびる切開創と，乳房下溝線に一致したＶ字の創が形成される．

■ はじめに

　OPBCSステップアップガイドでは，volume displacementをステップ１とステップ２に分類し，さらにステップ２をステップ２−①と２−②に分類した．

　本稿では，ステップ２−②の手技として，V-mammoplastyについて手技の解説を行い，さらにvolume displacementとvolume replacementの組み合わせた術式ともいえるV-rotation mammoplastyについても紹介する．

■ 概念

　現法（Ⅰ）は，下垂のある乳房の下内側病変に対する部分切除時に用いられている術式である[1,2]．この部位の乳房部分切除時には，ボリュームの有無にかかわらず，乳房が容易に変形することが知られている．乳輪縁に描いた点と乳房下溝線に沿ったラインに下ろした線で囲まれる扇形ないし台形の皮膚とその直下の乳腺組織をブロック状に切除するのが特徴である．乳房外縁まで乳房下溝線を切開し，残存するBD区域の乳腺・皮膚を欠損部方向へローテーションして乳腺断面および皮膚を縫合して欠損部を補修する．

◼ 1. ボリュームのある乳房または下垂のある乳房のB区域病変に対するV-mammoplasty

適応
　病変がB区域に限局している症例．
　乳房BD区域にボリュームのある症例．
　乳房下垂症例．

禁忌
　BD区域にボリュームがなく，かつ下垂した乳房（aging breast）．

[1] 藤田医科大学医学部乳腺外科学講座

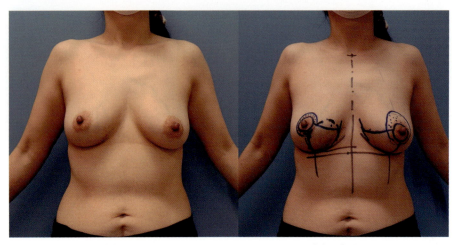

(a) 術前　　　　　　　　　　(b) デザイン

図1 症例1　右B区域乳癌（非浸潤性乳管癌）

特徴

　乳房部分切除を実施する場合，最も変形をきたしやすいのが下内領域（B区域）の病変である。部分切除後に広く皮下を剥離し欠損部を周囲乳腺組織で授動・補填しても，乳房の丸みを維持することがむずかしく，乳頭位置も偏位しやすいためである。

　Cloughら[2]は，レベルIIのテクニックとしてV-mammoplastyを報告している。B区域病変（左乳房7〜8時病変）に対して適用され，部分切除後の乳房形成手技については"lower poleの乳腺を大胸筋表面から完全に剥離し内側（B区域）の欠損部に授動する"と記載がある。

　著者らの経験では，BD区域にボリュームのある乳房症例では，乳房下溝線に沿って乳房外側まで皮膚および皮下脂肪を胸壁まで切開すると，大胸筋・前鋸筋表面の剥離をほとんど加えることなく皮膚乳腺弁を内側へとローテーションすることが可能である。乳房下溝線部の皮膚，皮下組織に切開を入れたのちに，BD区域の皮膚乳腺弁を内側に牽引し，授動・補填がうまくできない場合には裏側を少しずつ剥離するとよい。

手技

　ボリュームのある乳房の右B区域乳癌症例を示す（図1）。病変を含む右B区域乳腺を扇形〜台形皮膚とともに切除するデザインを図1，図2に示す。術前の立位正面像では患側（右）乳房がやや小さく，健側（左）に比較すると乳頭乳輪位置が頭側にあるのが分かる。本症例は，左右対称性を得るための健側乳房の手術も希望されたため，両側にV-mammoplastyを実施する方針となった（臨床研究）。

　仰臥位で患側乳房にB区域病変と切除ラインを描き，続いて立位状態で切開ラインを描く（図1b）。乳輪縁4時および6時から，乳房下溝線にクロスするまで放射状に直線を描き，乳房下溝線でつないでB区域に扇形に近い台形を描く（図1b，2a）。4〜6時方向の皮膚および乳腺組織が切除されることになる。乳房全体のボリュームとしては20〜25％ほどが切除されると予測した。残存皮膚・乳腺組織で作られる新しい乳房マウンドの適切な位置に乳頭乳輪がくるように乳輪周囲にドーナツ形を描く。健側乳房に，対称となるラインを描いた。乳頭乳輪位置をそろえるため，健側乳房には乳輪周囲のドーナツ形を患側より大きく描いてある（図1b）。

　まず，切開ライン全体に表皮のみ切開を入れ，つぎに乳輪周囲のドーナツ部を脱上皮する（図2a）。B区域に描いた台形部分の組織を皮膚ごと大胸筋表面まで垂直に切り込む。断端陰性であることを確認した（図2b，c）。表皮のみ切開していた乳房下溝線を全層で切開し，皮下脂肪も胸壁まで切開する。6〜8時方向のBD区域乳腺を皮膚ごと欠損部へと牽引する。一連の過程で，皮下剥離を行うことなく皮膚乳腺弁全体を授動して欠損部を補填する。授動しにくい場合にはBD区域の皮膚乳腺弁を胸壁から剥離するが，剥離範囲は最小限にとどめておく。ボリュームのある乳房，下垂のある乳房は，BD区域には流動的な乳腺・脂肪組織があるため，乳房下溝線を胸壁にいたる深さまで皮下脂肪を切開し，裏面を適宜剥離すると容易に欠損部へと授動される。胸壁側皮膚切開ラインは，もとの乳房下溝線カーブ長である一方，授動された皮膚乳腺弁では，乳房下溝線に一致するラインでは切除した台形の辺の長さの分だけ短くなっている。数ヵ所の皮膚を仮固定したのちに縫合すると，長さの違いを均一に

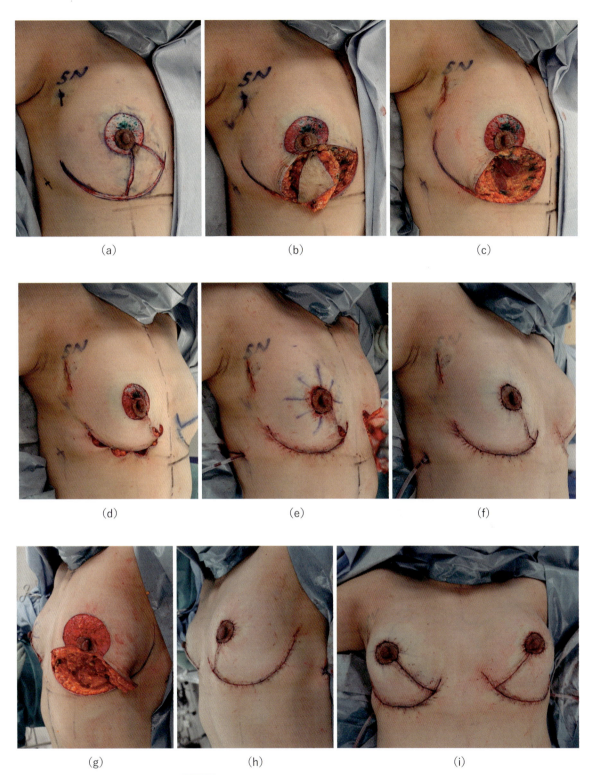

図2 症例1 V-mammoplasty の術中所見
(a) 切開ライン全体に表皮のみ切開を入れ，つぎに乳輪周囲のドーナツ部を脱上皮する。
(b, c) B区域に描いた台形部分の組織を皮膚ごと大胸筋表面まで垂直に切り込む。断端陰性であることを確認した。
(d) 表皮のみ切開していた乳房下溝線を全層で切開する。6〜8時方向のBD区域乳腺を皮膚ごと欠損部へと牽引し仮固定する。
(e) もとの乳房下溝線（足側皮膚）と，短くなった乳房側皮膚とを真皮埋没縫合した。
(f) 乳輪縁を縫合する。
(g) 対側乳房手術も同様の手技で行う。健側では深部筋膜を露出することなく切除を行った。
(h, i) 手術終了時所見。

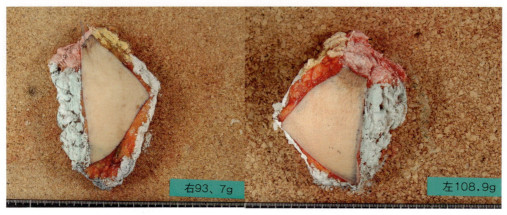

(a) 右93.7g　　　　　　　(b) 108.9g（患側比116%）

図3　症例1　切除標本

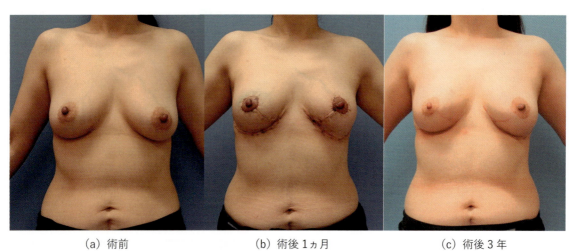

(a) 術前　　　　　　　(b) 術後1ヵ月　　　　　　　(c) 術後3年

図4　症例1　肉眼所見

修復することができる（図2d）。腋窩の切開部よりセンチネルリンパ節生検を行い，ドレーンを留置した（図2e, f）。対側乳房手術も同様の手技で行う。健側では深部筋膜を露出することなく切除を行った（図2g～i）。本症例では患側93.7g，健側108.9g（患側比116%）を切除した（図3）。著者らは，対側乳房手術を実施する場合（研究目的），左右乳房サイズ・乳頭乳輪位置が対称性の症例では患側乳房への放射線照射の影響を考慮し，健側では患側比110%の切除重量となるよう術中に測定を行っている。本症例では，健側乳房がやや大きく，やや下垂していたため，もともと左右対称な乳房症例より多い量を切除した。術前，術後1ヵ月，術後3年目の肉眼像を並べて示す（図4）。手術直後は乳輪周囲に縫縮後の皮膚のギャザリングが目立つが，術後1年ほどでほぼ消失する。乳房全体の丸みは維持され，左右対称性も保たれている。

2. 下垂のない乳房のB区域・BA区域病変に対するV-rotation mammoplasty[3]

適応

乳房下垂のない内側領域病変。

禁忌

乳房のボリュームがあり，かつ乳房下溝線より足側の皮下脂肪が薄い症例。

BD区域のボリュームが極端に少なく皮膚が硬い症例。

特徴

IIのV-rotation mammoplastyは，Iで紹介したV-mammoplastyを乳房ボリュームのない症例，下垂のない症例に応用した手技である。立位正面よりみたときに，乳房下溝線がみえる症例がよい適応である。I

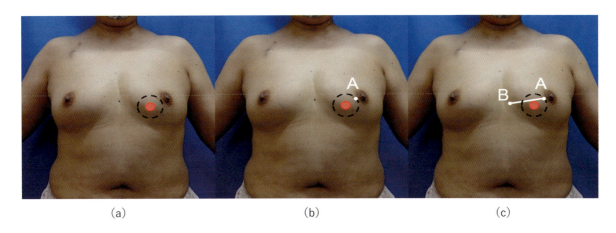
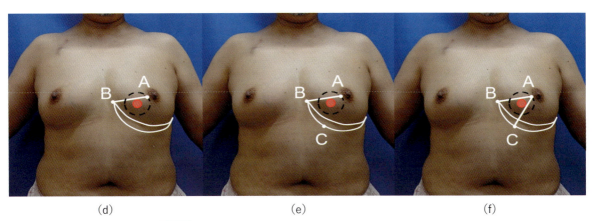

図5 症例2　V-rotation mammoplasty のデザイン
（a）病変および乳腺切離ラインを仰臥位で皮膚に描いておく（病変：赤○，乳腺切離ライン：黒点線）
（b）以下，立位でデザインしていく．乳輪縁8時方向に点Aを描く．
（c）点Aより末梢に向かって直線を引き，乳房下溝線上に点Bを描く．
（d）点Bから乳房下溝線の足側10〜15mmの部位に，新乳房下溝線となる円弧を描く．
（e）点Aから7時方向に下ろした線と，この円弧の交点を点Cとする．
（f）点Aと点Cを結ぶ直線を描く．

法と同様にB区域の皮膚を扇形に切除する．病変がこの扇形内にとどまっている場合には，I法と同様に扇形直下の乳腺組織を切除する．切除範囲が扇形と完全に一致しない場合には，切除範囲と重ならない扇形部の真皮および皮下組織を欠損部の補填に用いる（volume displacement）．

BD区域の組織で欠損部を補填する点はI法と同様であるが，II法では健側乳房と同じ乳房を形成することを目的とするため，部分切除した分の組織を乳房外より補填する必要が生じる．そこで，欠損部を補填する材料であるBD区域の皮膚乳腺弁に，乳房下溝線部より足側の皮膚および皮下脂肪を付着させる．これはvolume replacementの要素であるため，厳密には，V-rotation mammoplastyはvolume displacementとvolume replacementを組み合わせた術式である．本稿では，V-mammoplastyを応用した手技であるため，volume displacementステップ2－②に収載した．

皮膚乳腺弁にボリュームを付加するために乳房下溝線より足側に描いた新乳房下溝線で切開をするため，健側の乳房下溝線と左右対称となるよう，閉創時には，足側の皮膚縁を頭側に挙上して胸壁に固定することが必要である．

デザイン

症例は，乳房下垂のないB区域乳癌症例である．乳房サイズ，乳房下溝線，乳頭乳輪位置に左右差はない．乳房BD区域のボリュームは普通，乳房下溝線より足側に適度な皮下脂肪がある．病変および切除ラインを仰臥位で皮膚に描く（図5a）．

切開ラインは立位でデザインしていく．乳輪縁8時方向に点Aを描く（図5b）．つぎに点Aより末梢に向かって直線を引き，乳房下溝線上に点Bを描く（図5c）．点Bから乳房下溝線の足側10〜15mmの部位に，新乳房下溝線となる円弧を描く（図5d）．点A

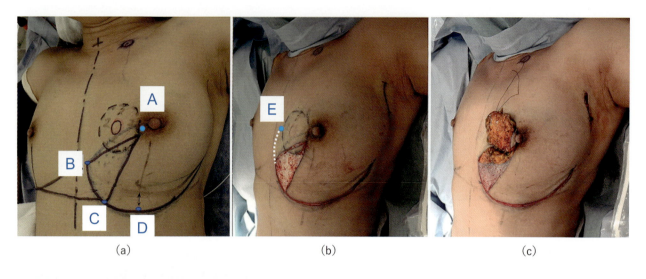

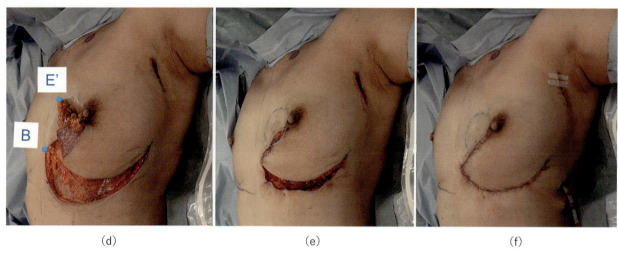

図6 症例3　V-rotation mammoplasty の術中所見（文献3より引用・改変）
(a) 乳輪縁8時方向に点A，新乳房下溝線上8時方向に点B，7時方向に点C，6時方向に点Dを描いてある。
(b) 扇形周囲および乳房下溝線に表皮のみ切開を入れ，扇形内部を脱上皮する。扇形より頭側で部分切除しない頭側端に点Eを示す。
(c) 線ABに沿って全層で切開を入れ，円柱状に乳腺を部分切除する。腋窩の別切開部よりセンチネルリンパ節生検を実施し，また，複数の断端が陰性であることを確認した。
(d) 乳房下溝線を全層で切開する。E'を頂点とする乳腺脂肪組織・扇形真皮からBD区域皮膚直下の乳腺組織，乳房下溝線より足側の皮下脂肪からなる皮膚乳腺脂肪弁の6時方向より内側を胸壁から剝離する。
(e) 皮膚乳腺脂肪弁を内側へと授動し欠損部へ補填する。健側乳房下溝線と同じ位置を胸壁にマークし，足側皮膚を胸壁に固定する。
(f) 手術終了時所見。

から7時方向に下ろした線と，この円弧の交点を点Cとする（図5e）。点Aと点Cを結ぶ直線を描く（図5f）。

手技

下垂のない乳房のBA区域病変に対するV-rotation mammoplasty の手術手技を写真にて提示する（図6）。本症例は，円柱状部分切除の範囲が7～8時方向に描いた扇形とほとんど重ならない。病変がB区域に存在し円柱状部分切除範囲がほぼ扇形内に一致している場合（症例3）も，全層切開部，脱上皮する部分は同様である。

図6[3)]には乳輪縁8時方向に点A，新乳房下溝線上8時方向に点B，7時方向に点C，6時方向に点Dが描いてある（図6a）。扇形周囲および乳房下溝線に表皮のみ切開を入れる。つぎに扇形内部を脱上皮する（図6b）。扇形より頭側で部分切除しない頭側端に点Eを示す（図6b）。直線ABに沿って全層で切開を入れ円柱状に乳腺を部分切除する。腋窩の別切開部よりセンチネルリンパ節生検を実施し，また，複数の断端

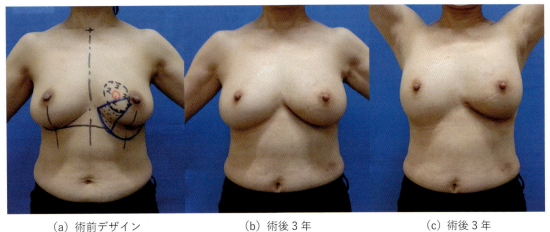

(a) 術前デザイン　　　(b) 術後3年　　　(c) 術後3年

図7　症例3　肉眼所見

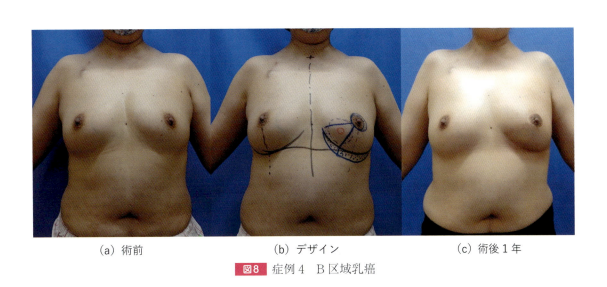

(a) 術前　　　(b) デザイン　　　(c) 術後1年

図8　症例4　B区域乳癌

が陰性であることを確認した（図6c）。扇形の頭側には，点Eを頂点とする皮下組織を付着させ（点E'は皮膚に投影された点Eに一致する），大胸筋表面から剥離しておく（図6d）。乳房下溝線に沿って全層で皮膚を切開する。乳房下溝線部では，乳腺組織に頭尾長15mmほどの足側皮下脂肪組織を付着させる。裏面の剥離はADラインまでにとどめておく。点E'より扇形・BD区域乳腺へと連続する帯状の皮膚乳腺脂肪弁を頭内側へとローテーションする（図6e）。直線AC部分より内・頭側の組織を欠損部へ充填し，残存乳腺組織へ数針固定する。ACとABラインが重なる位置まで授動する（図6e）。ベッドを挙上して健側乳房下溝線と同じ位置を胸壁にマークし，足側皮膚を胸壁に固定する。この位置が乳房下溝線となる。ドレーンを留置後，閉創し手術を終了する（図6f）。

解説

図6の症例の術後状態を供覧する（図7）。I法と同様に，B区域および乳房下溝線に切開瘢痕が残る。図8に，円柱状部分切除と扇形がほぼ一致する症例を提示した。扇形と円柱状部分切除とがほとんど重なり，扇形部分皮膚は乳腺とともに切除した。乳房下溝線部の三日月部を脱上皮し（図8b 青ドット），真皮縁より足側の脂肪組織を付着させた。B区域の欠損は修復されている（図8c）。

図9は乳頭に近い右B区域病変である。扇形の末梢部分は円柱状部分切除と重ならないため，rotation flapに付着させてvolume displacementの材料として用いた。高さのある乳房のボリュームが良好に維持されている（図9）。

図10は左AB区域にある乳房である。やや瘢痕が

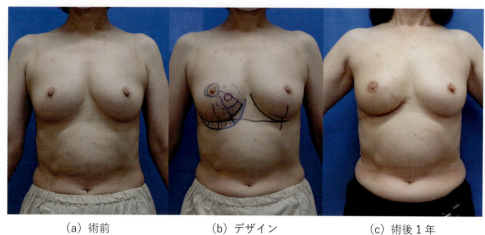

(a) 術前　　　　(b) デザイン　　　　(c) 術後1年

図9　症例5　B区域乳癌

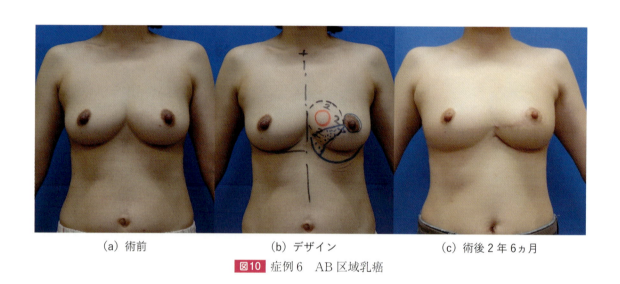

(a) 術前　　　　(b) デザイン　　　　(c) 術後2年6ヵ月

図10　症例6　AB区域乳癌

目立つが，乳房のボリュームは維持され，左右対称性は良好に保たれている（図10）。

 まとめ（おわりに）

B区域病変に対するV-mammoplastyおよびそれを改変したB区域病変，BA区域病変に対するV-rotation mammoplastyを紹介した。皮弁を作成することなく断端の乳腺・皮膚を合わせるのが特徴である。後者では，術前のデザインが特に重要である。

文　献

1) Clough KB, Kaufman GJ, Nos C, et al: Improving Breast Cancer Surgery: A Classification and Quadrant per Quadrant Atlas for Oncoplastic Surgery. *Ann Surg Oncol* 2010; 17: 1375-91.
2) Clough KB, Oden S, Ihrai T, et al: Level 2 oncoplastic surgery for lower inner quadranr breast cancers: the LIQ-V mammoplasty. *Ann Surg Oncol* 2013; 20: 3847-54.
3) Kijima Y, Hirata M, Higo N, et al: Oncoplastic breast surgery combining partial mastectomy with V-rotation mammoplasty for breast cancer on the upper inner area of the breast. *Surg Today* 2021; 51: 1241-5.

III. Volume displacemet：ステップ2－②

Burow's triangle を応用した Rotation flap

三宅　智博[1]

要旨

　Burow's triangle を応用した Rotation flap は，OPBCS Volume displacement ステップ 2 - ②の手技である。本術式のデザインは，腋窩と腫瘍直上に底辺が同じ長さの二等辺三角形をそれぞれデザインし，2つの三角の底辺を緩やかな曲線で結ぶことで完成する。乳房下部（B/D）区域や乳房上内側（A）区域の乳房部分切除術症例では，術後の整容性が低下しやすいことが知られている。本術式は，これら領域における比較的大きな乳腺空隙に対しても，広範な dual-plane undermining を必要とすることなく，隣接する乳房区域の皮膚・皮下・乳腺組織全体を乳腺欠損方向へ大きく回転し授動する（Matrix rotation）ことを可能とする。乳頭腫瘍間距離が近い症例に対しては，乳頭乳輪位置修正術を加えた Key-hole 型のデザインにすることで Rotation flap の適応を拡大することが可能となる。手術創が長いという欠点はあるものの，簡便なデザインで脂肪壊死のリスクが低い本術式は，多くの一般乳腺外科医にとって導入しやすい volume displacement technique の一つである。

■ はじめに

　OPBCS ステップアップガイドでは，volume displacement をステップ1とステップ2に分類し，さらにステップ2をステップ2－①と2－②に分類した。

　本稿では，ステップ2－②の手技として，Burow's triangle を応用した Rotation flap について紹介する。

■ 概念

　Burow's triangle を応用した Rotation flap は，術後の整容性が低下しやすい乳房下部区域（BやD区域）や乳房A区域の乳房部分切除術の際に用いられる，簡便な volume displacement の一術式である[1,2]。本術式のデザインは，腋窩に Burow's triangle を，腫瘍直上にも底辺が同じ長さで逆向きの二等辺三角形をデザインし，その底辺を緩やかな曲線で結ぶことで完成する。Burow's triangle を用いた Advancement flap は，ドイツの外科医である Karl August Burow（1809-1874）が，顔面の組織欠損を再建するための方法として 1850 年代に報告した[3,4]。Burow's triangle 部の皮膚および皮下組織を切除することで，より大きく皮弁を授動することが可能となり，さらに，皮弁の授動に伴う周囲組織の引きつれや変形が緩和される。

　本法では，Burow's triangle を Rotation flap に応用することで，皮下および大胸筋前面の広範な剥離（dual-plane undermining）を要することなく，乳房D区域の乳房部分切除術の場合には乳房 CD～C 区域の乳腺を，乳房B区域の乳房部分切除術の場合には乳房 BD～D 区域の乳腺を，皮膚および皮下組織とともに一塊として大きく回転し（Matrix rotation），乳腺空隙に充填することが可能になる（図 1a，b）。乳房A区域の症例の場合，外側（AC～C 区域）の乳腺を授動する方法と，尾側（AB～D 区域）の乳腺を授動する方がある（図 1c, d）。

　乳腺を従来の quadrantectomy に近い形で切除する本術式は，乳癌の進展様式を考慮しても理にかなったデザインであり，ドイツの乳腺外科医 Werner Audretsch 氏が提唱した oncoplastic surgery の概念[5,6]における，oncology と plastic surgery の両者を兼ね備えた volume displacement technique の一つだといえる。最高の自家組織の一つである広背筋皮弁を，将来それが必要になったときのバックアップとして温存するために，さまざまな volume displacement / replacement technique が開発されてきた，という oncoplastic surgery の歴史を振り返っても，比較的大きな乳房部分切除術症例に対しても応用できる本術式の有用性は明らかである。

---

[1] 大阪大学大学院医学系研究科乳腺内分泌外科

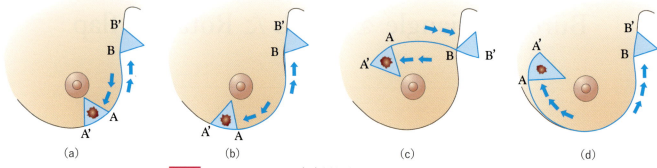

図1 Burow's triangle を応用した Rotation flap のシェーマ
(a) 左乳房 D 区域の病変の場合。
(b) 左乳房 B 区域の病変の場合。
(c) 左乳房 A 区域の病変の場合（外側の乳腺を授動する方法）。
(d) 左乳房 A 区域の病変の場合（尾側の乳腺を授動する方法）。
隣接する区域の乳腺を皮膚および皮下組織とともに回転し（Matrix rotation），乳腺空隙に充填する。矢印は皮弁を移動する方向を表す。A-A' と B-B' の長さが等しくなるようにデザインする。

乳頭腫瘍間距離が近く，腫瘍直上皮膚を含む三角形を前胸部に描くことがむずかしい場合，筆者は乳頭乳輪位置修正術を追加した key-hole 型デザインとすることで，本術式の適応を広げることが可能となることを報告したので，のちの項で述べる[7]。

■ **適応**

乳房 C 区域をのぞく，乳房 A-B-D 区域の乳房部分切除術がおもな対象となる。乳房 C 区域でも腋窩に近い病変でなければ本術式を用いることは可能ではあるが，同区域は乳腺が豊富で周囲の乳腺の授動が比較的容易な区域であることから，著者は，よりシンプルな乳腺弁（乳腺脂肪弁）の移動や Lateral mammaplasty など他の volume displacement technique を選択する割合が高い。本術式では手術創が長いというデメリットがあるが，乳房部分切除術後の全乳房照射は手術創を目立ちにくくする効果があることが一般的に知られており，実際に近年，アジアから少数例ではあるものの同様の報告がなされている[8]。乳房 B 区域や D 区域の症例の場合には，手術創は乳房下溝線および乳房外縁に沿うので目立ちにくく，よい適応である。乳房 A 区域の症例に対して C 区域乳腺を授動する Rotation flap のデザイン（**図1c**）は手術創が目立ちやすいため，腫瘍が小さい場合には通常の乳腺弁（乳腺脂肪弁）の移動に加えて Medial mammaplasty や Round block technique などの，より手術創が短く目立ちにくい volume displacement technique が選択肢としてあがる。

一方で，広背筋皮弁を用いた volume replacement が選択肢にあがるような，乳房サイズに対して比較的大きな（乳腺切除量が乳房全体の 15% 以上の）A 区域の乳房部分切除術症例の場合には，dual-plane undermining を必要とせず乳腺を大きく授動できる本術式がよい選択肢になる。この場合，創の比較対象は広背筋皮弁を用いた volume replacement であり，本術式は単純に創が長いとはいえない。筆者のこれまでの経験上，乳房サイズにもよるが，前胸部の三角の底辺の長さが 4cm をこえなければ問題なく閉創できる場合が多いことから，これを大きくこえるような乳房腫瘍の場合には，他の volume replacement technique を検討することになる。

比較的大きな乳房部分切除症例に対して本術式を用いた場合，乳房の形態は整っていても，volume displacement technique である以上，手術後の全乳房照射による患側乳房の萎縮も加わり，大なり小なり乳房サイズに左右差が生じる。この影響で，術後に患側乳房の下着のサイズが合わなくなり不快に感じる患者に対しては，パッドで補正するなどの指導を行う。手術前には，上述の広背筋を温存できるメリットのみならず，volume displacement technique を選択した場合の手術後乳房サイズの左右差を含めたデメリットに関しても丁寧な説明を行い，volume replacement technique の選択肢についても提示することが肝要である。

Dual-plane undermining が不要であり脂肪壊死のリスクが低いため，特に脂肪性の乳房はよい適応である[7]。乳頭腫瘍間距離が短いために，乳腺切除ライン

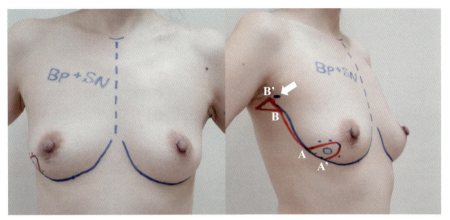

(a) 立位正面像　　　　　　　(b) 立位斜位像

図2 右D区域乳癌に対する乳房部分切除術＋センチネルリンパ節生検予定症例におけるRotation flapの術前デザイン

図1シェーマのA-A'とB-B'それぞれに該当する位置を図中に記載した。白矢印はセンチネルリンパ節の可能性が高いレベルIリンパ節の位置を示す。赤線はRotation flapのデザインを示す。2つの三角を結ぶ線（赤線）は実際の乳房外縁（青線）よりも少しだけ外側に遠回りするようにデザインした。

を大部分含む三角形を前胸部にデザインできない場合は，乳頭乳輪位置修正術を加えたKey-hole型デザインを採用する[7]。key-hole型デザインを考慮する乳頭腫瘍間距離の目安は，これまでの経験上，3cm以下（MRIで計測）である。

禁忌

本術式は手術創が長くなる。上述のように乳房部分切除術後の放射線照射は手術創を目立ちにくくする効果があるものの，その効果の程度には個人差があるため，ケロイド体質や長い手術創に抵抗がある患者に対しては，他のvolume displacement / replacement techniqueを提示するなど，慎重な対応が求められる。

術前デザイン

基本となる右乳房D区域の症例に対するRotation flapのデザインを解説する（図2）。まず座位で，landmarkである胸骨正中線・乳房下溝線・乳房外縁を油性ペンでマーキングする（適宜，左右の乳房最下端の位置もマーキングする）。続いて仰臥位で，前胸部の腫瘍および腫瘍か1.5～2.0cmのサージカルマージンを確保した乳腺切除ラインと，腋窩のセンチネルリンパ節と思われるリンパ節それぞれの位置を，直上皮膚にマーキングする。筆者らのこれまでの造影超音波ガイド下センチネルリンパ節生検の研究[9,10]から，腋窩レベルI領域で皮膚および大胸筋外縁からの距離が最も近いリンパ節はセンチネルリンパ節の可能性が高いことが分かっている。センチネルリンパ節生検のトレーサーに放射性同位元素（RI）を用いる施設では，手術開始前にガンマプローブでセンチネルリンパ節の位置を確認することが可能である。

続いて座位になり，上述のサージカルマージンを確保した乳腺切除ラインをできるだけ含めて（腫瘍直上の皮膚は全体を含めて），頂点が乳輪近傍に，底辺が乳房下溝線～乳房外縁に位置する二等辺三角形を描く。適応の項で述べたように，筆者の経験上，前胸部の三角の底辺の長さが4cm以下になるように描けば無理なく閉創できる場合が多い。底辺の長さが予定よりも長くなり，閉創時の皮膚の緊張が強くなりそうな場合には，三角の頂点から底辺に下ろす二辺それぞれを直線ではなく緩やかな曲線にすることで，底辺の長さをある程度短く抑えることが可能である。また，腋窩にも底辺が前胸部の二等辺三角形と同じ長さになるように二等辺三角形を描く。この際，腋窩の二等辺三角形の底辺を乳房の外縁に重ね，手術創が目立たないようにデザインする。

最後に，前胸部と腋窩の三角の底辺を緩やかな曲線で結ぶ。皮弁を授動する際の緊張が強いと，この緩やかな曲線が直線に近づき元の乳房外縁よりも内側に手術創が偏位し，乳房外縁から乳房下溝線につながる乳房の丸みを保つことがむずかしくなる。これを防ぐため，乳房の大きさにくらべて腫瘍が大きい症例や，乳

房皮膚の伸展性が悪い症例，下垂がなく D 区域にボリュームがない扁平乳房の症例など，予測される皮弁の緊張度に応じて，2 つの三角を結ぶ線は元の乳房外縁よりも外側を遠回りし，乳房外の皮膚と皮下組織を皮弁に含めるようにデザインしている（図 2 においても，2 つの三角を結ぶ線は，実際の乳房外縁よりも少し外側になるようデザインしている）。

なお，乳房 B 区域の乳癌症例の場合も，上述の乳房 D 区域の場合とデザインは同じ要領である（図 1b）。乳房 A 区域の乳癌症例の場合の術前デザインについては，のちの項で述べる。

手術手技

右乳房 D 区域の病変に対する乳房部分切除術＋センチネルリンパ節生検の症例を提示する（術前デザインは，図 2 を参照）。仰臥位で右上肢を 90 度外転・挙上した体位で手術を開始した（図 3a）。まず，乳輪周囲皮内および皮下にトレーサーとして色素と RI を注射したのち，腋窩の Burow's triangle（皮膚および腋窩筋膜前面の皮下組織）を切除し，センチネルリンパ節を摘出する（図 3b）。Burow's triangle を切除する際，事前に切除部の皮下に 20 万倍ボスミン®生食を注射することで出血を抑えながら迅速に手術を進めることが可能となる。また，Burow's triangle 部における皮下組織の切除を腋窩筋膜前面にとどめることで，腋窩のリンパ管損傷を避け，センチネルリンパ節生検に支障が出ないよう配慮している。Burow's triangle の切除後は，センチネルリンパ節の検索や腋窩リンパ節郭清の視野は非常に良好である。

続いて乳房部分切除術に移る。乳腺切除ラインの皮下および乳腺内にインジゴカルミンやインドシアニングリーン（ICG）などの色素を注射したのち，20 万倍ボスミン®生食で皮下の液性剥離を行い，乳房部分切除術を行う（図 3c, d）。乳腺切除の範囲は，事前に設定した腫瘍からサージカルマージンを確保した範囲に加えて，前胸部の二等辺三角形の範囲まで含む（図 3a）。二等辺三角形で覆われない乳腺切除部においては，最小限の皮下剥離を行う。

最後に，腋窩と前胸部の三角を結ぶ線の皮膚および皮下を切離する（図 3e）。事前に，切開ラインの皮下に ICG やインジゴカルミンでマーキングしてもよい。挙上していた上肢を下ろし，C 区域の乳房を Rotation flap として D 区域の乳腺空隙に仮充填し，Flap の緊張が強い場合には大胸筋前面の剥離を追加する（図 3f）。この際に，Flap に流入する大胸筋前面の穿通枝を可及的に温存することで，皮弁の血流低下を防ぐことができる（dual-plane undermining を避けるため，皮下剥離は必要最低限にとどめる）。ステープラーを用いて仮閉創し（図 3g），D 区域の乳腺空隙を Rotation flap で問題なく充填できることが確認できれば，閉創前に Rotation flap 最先端部の余剰皮膚±皮下組織をトリミングし（図 3h），閉創する（図 3i, j）。閉鎖式陰圧ドレーンを前胸部に 1 本留置してもよいが，本術式では乳腺空隙は残存せず，術後の液貯留は少量であるため，腋窩リンパ節郭清を追加しない場合にはドレーン留置を省略することが可能である。

Tips

閉創前に，Rotation flap 最先端部の余剰皮膚±皮下組織のトリミングを行う。これにより flap 先端部の最も血流不良に陥りやすい部位の壊死予防につながる。さらに，トリミングの際に flap 先端部皮膚を丸く切り取ることで，flap 先端部の手術創が曲線となり，より柔らかい印象の手術創を演出する効果も期待される。

左 A（AC）区域の乳腺空隙に対して C 区域の乳房を Rotation flap として充填する場合

左乳房 A（AC）区域の乳癌に対する乳房部分切除術＋センチネルリンパ節生検症例の術前デザインを提示する（図 4a）。乳房 D 区域や B 区域の症例と異なり，前胸部の二等辺三角形の底辺が surgical margin を含めた乳腺切除ラインの頭側断端に位置するようにデザインする（乳腺全体を，乳頭を中心とする円だとみなすと，理論上は二等辺三角形の底辺は円の外周，すなわち乳腺の頭側断端となるが，これだと垂直方向の創がかなり長くなってしまうので，できるだけ避けている）。腋窩の Burow's triangle は，センチネルリンパ節の近傍に置き，乳房外縁よりも前面に出ないように，さらにできるだけ腋毛部に入り込まないよう，やや尾側にデザインする。そのため，同 triangle は水平ではなく，乳房方向にやや回転した（図 4a 内の B が B'よりも頭側に位置する）形となる。実際の手術手技は乳房 D 区域の症例の場合と同様であり，Burow's triangle を切除しセンチネルリンパ節を生検後，乳房部分切除術を終えたのち（図 4b）に，腋窩と前胸部の三角の底辺を結ぶ線上の皮膚と皮下を切開・剥離し（図 4c, d），乳房 C 区域の乳房を A 区域の乳腺空隙に充填する（図 4e）。前胸部の乳頭頭側に位置する手術創は特に目立つため，筆者らは，前胸部の三角の底辺の内側角（図 4a 内の A'に該当する部分）

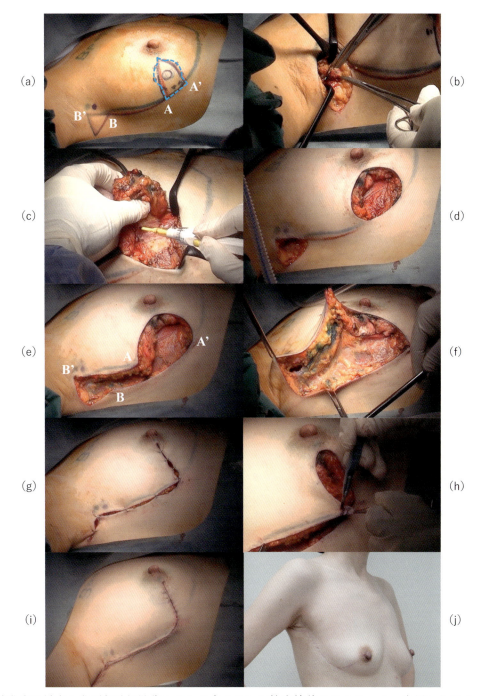

図3 右D区域乳癌に対する乳房部分切除術＋センチネルリンパ節生検後のRotation flapを用いたVolume displacement
(a) 術前デザイン。A-A'とB-B'は同じ長さになるようにデザインする。乳腺の切除ラインを青点線で表す。
(b) 腋窩のBurow's triangle切除後の創部からセンチネルリンパ節を摘出しているところ。
(c) 乳房部分切除術の途中経過。
(d) 乳房部分切除後。
(e) 腋窩と前胸部の三角を結ぶ線の皮膚および皮下組織の切離終了後。閉創時にはAとA'およびBとB'を縫合する。
(f) Rotation flap部分の皮下剝離はほぼ行わず，大胸筋前面の剝離も最低限にとどめ，大胸筋前面から皮弁への穿通枝は温存している。
(g) ステープラーを用いた仮閉創で仕上がりをチェックする。
(h) Rotation flap最先端部のトリミングを行う。
(i) 閉創終了後。
(j) 手術後6ヵ月（放射線照射治療済み）の立位斜位像。
図1シェーマのA-A'とB-B'それぞれに該当する位置を図中に記載した。

55

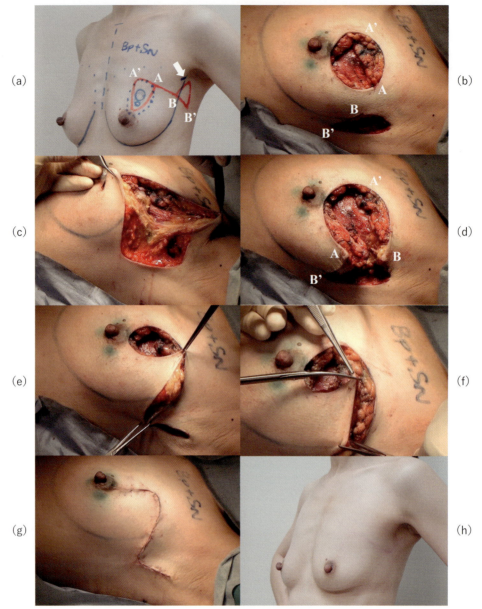

図4 左乳房 AC 区域の乳癌に対する左乳房部分切除術＋センチネルリンパ節生検後の Rotation flap を用いた Volume displacement
(a) 術前デザインの立位斜位像。白矢印はセンチネルリンパ節の可能性が高いレベル I リンパ節の位置を示す。A-A' と B-B' が同じ長さになるようにデザインする。
(b) 左乳房部分切除術＋センチネルリンパ節生検の終了後。
(c) 前胸部と腋窩の三角を結ぶ線（図 4b A-B に該当する）の皮膚および皮下を大胸筋・前鋸筋の前面まで切離する。
(d) 前胸部と腋窩の三角を結ぶ線の皮膚および皮下組織の切離終了後。閉創時には A と A' および B と B' を縫合する。
(e) 鉗子およびステープラーを用いた仮閉創で仕上がりをチェックする。
(f) 閉創前に Rotation flap 最先端部の皮膚のトリミングを行う。
(g) 閉創後。
(h) 術後 1 年（放射線照射済み）の立位斜位像。
図 1 シェーマの A-A' と B-B' それぞれに該当する位置を図中に記載した。

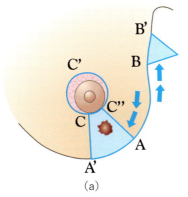
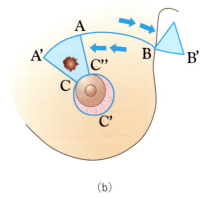

図5 乳頭乳輪位置修正術を組み合わせた Key-hole 型デザインによる Burow's triangle を応用した Rotation flap のシェーマ
(a) 左乳房 D 区域の病変の場合
(b) 左乳房 A 区域の病変の場合
隣接する区域の乳腺を皮膚および皮下組織とともに回転し（Matrix rotation），乳腺空隙に充填する．矢印は皮弁を移動する方向を表す．乳輪周囲の赤色ドットは脱上皮の範囲を示す．A-A' と B-B' の長さが等しくなるように，また，C-C'-C" の長さが元の乳輪外周の長さと等しくなるようにデザインする．

が少し丸みを帯びるように術前デザインし，Rotation flap 最先端部（図4a 内の A に該当する部分）の皮膚を術中にトリミングして（図4f）角を丸くし，優しい印象にする工夫を行っている（図4g, h）．

乳頭乳輪位置修正術（Nipple-areolar recentralization）を併用した Rotation flap

腫瘍が乳頭から近い場合，従来の Rotation flap のデザインでは，乳腺切除範囲の大部分を覆う三角形を前胸部に描くことができない．そこで，乳頭乳輪位置修正術を追加し，key-hole 型のデザインとすることで，乳頭腫瘍間距離が近い腫瘍に対しても Rotation flap を用いた volume displacement が可能になることを報告した[7]．腫瘍が左乳房 D 区域または左乳房 A 区域それぞれに位置する場合の Key-hole 型 Rotation flap のデザインを記載する（図5）．

まず，左乳房 D 区域の病変に対する実際のデザインを示す（図6a, b）．本デザインのポイントについて，以下に簡潔に述べる．従来法同様に，腫瘍直上の皮膚すべてと切除乳腺の大部分が key-hole 内に含まれるようにデザインする．乳頭乳輪位置修正部分については，あらたな乳輪の直径が元の乳輪と等しくなるようにするため，key-hole の弧の長さが元の乳輪外周と同じ長さになるようにデザインすればよいが，元の乳輪径よりも大きくなるようであれば，適宜非吸収糸を用いた purse string suture を追加する．

手術手技の工程について述べる．従来法と同様に，腋窩の Burow's triangle の切除および乳房部分切除術を終えたのちに，2つの三角の底辺を結ぶ曲線に沿って皮膚および皮下を切離する（図6c）．続いて，key-hole 型デザインの Rotation flap では乳輪周囲の脱上皮を追加する（図6d, e）．大胸筋前面から皮弁への穿通枝をできるだけ温存しながら，乳腺空隙を無理なく充填できる程度に大胸筋および前鋸筋前面を剥離する（図6f）．その後ステープラーを用いて仮閉創し（図6g），仕上がりを確認してから閉創する（筆者らは，乳輪周囲の縫合には非吸収糸を多く用いている）．なお，本症例では，ステープラーを用いた仮閉創の段階から，手術ベッドを45度挙上した半座位の状態で仕上がりを確認し，そのまま閉創を行うことで，術後に自然な仕上がりになることを目指した（図6h）．

最後に，右乳房 A 区域の乳房部分切除術＋センチネルリンパ節生検症例に対して key-hole 型デザインの Rotation flap で volume displacement を行った症例を紹介する．上述の左乳房 D 区域の症例と同様に，腫瘍直上の皮膚すべてと切除乳腺直上の皮膚の大部分が key-hole 内に含まれるようにデザインする（図7a, b）．乳房部分切除術＋センチネルリンパ節生検に続いて前胸部と腋窩の組織欠損部の間の皮膚・皮下組織を切離したのちに（図7c），乳輪周囲の脱上皮を行う（図7d）．乳輪周囲の脱上皮部の腫瘍側に少し切れ込みを加えることで乳頭乳輪の位置修正が容易になる（図7e, f）．C 区域乳房組織を Rotation flap

57

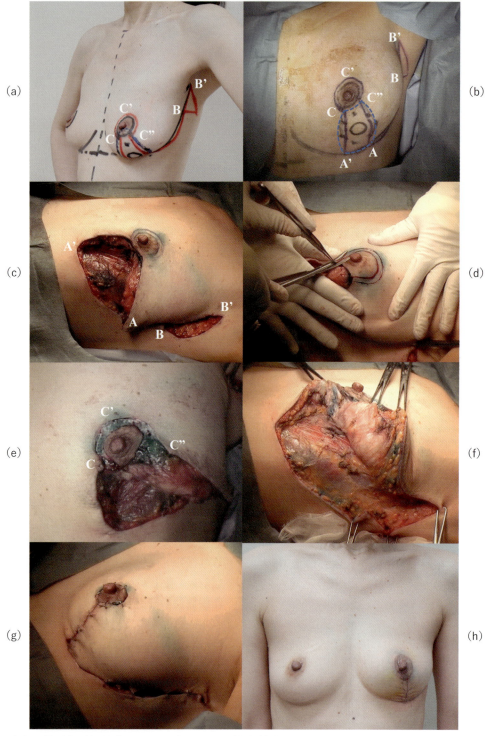

図6 左乳房D区域の乳房部分切除術＋センチネルリンパ節生検症例に対するKey-hole型デザインのRotation flapを用いたVolume displacement
(a) 術前デザインの立位斜位像。
(b) 術前デザインの仰臥位正面像。青点線は乳腺切除の範囲を示す。
(c) 乳房部分切除術＋センチネルリンパ節生検後にKey-hole型デザイン部と腋窩のBurow's triangleの間の皮膚・皮下組織を切離したあと。
(d) 乳輪周囲の脱上皮を行っているところ。
(e) 乳輪周囲の脱上皮終了後。
(f) 乳房CD～C区域の皮弁への穿通枝をできるだけ温存するため，大胸筋前面の剥離は最低限にとどめる。
(g) 半座位の状態でステープラーを用いて仮閉創し，仕上がりを確認する。
(h) 手術直後（術後1週間）の立位正面像。
図5シェーマのA-A'，B-B'，C-C'-C"それぞれに該当する位置を図中に記載した。

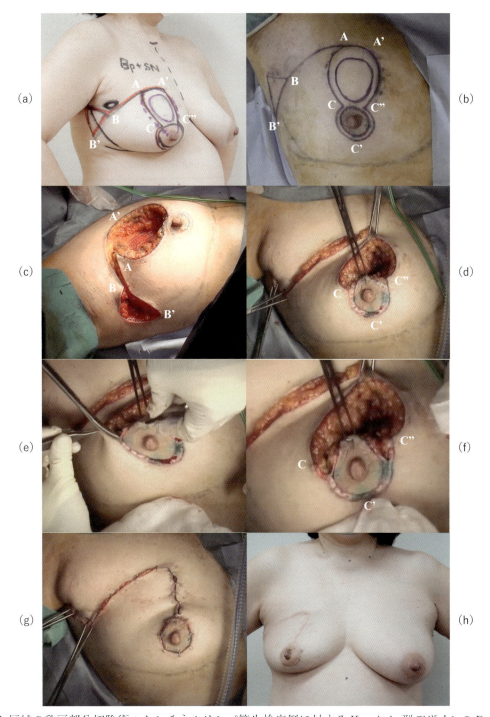

図7 右乳房A区域の乳房部分切除術＋センチネルリンパ節生検症例に対するKey-hole型デザインのRotation flapを用いたVolume displacement

(a) 術前デザインの立位斜位像。
(b) 術前デザインの仰臥位正面像。
(c) 右乳房部分切除術＋センチネルリンパ節生検後にKey-hole部分と腋窩のBurow's triangleの間の皮膚・皮下組織を切離したあと。閉創時にはAとA'，BとB'それぞれを縫合する。
(d) 乳輪周囲の脱上皮後。
(e) 乳腺切除側の乳輪周囲脱上皮部にメッツェンバウム剪刀で切れ込みを入れているところ。
(f) 乳輪周囲脱上皮部に切れ込みを入れたあと。閉創時にはCとC"を縫合する。
(g) 鉗子とステープラーを用いた仮閉創後。
(h) 手術後8ヵ月（放射線照射開始直前）時点での立位正面像。
図5シェーマのA-A'，B-B'，C-C'-C"それぞれに該当する位置を図中に記載した。

としてA区域乳腺空隙部分に充填できることをステープラーで仮閉創することで確認したのち（図7g），閉創する（図7h）。

おわりに

　Burow's triangleを応用したRotation flapについて解説した。本法は，複雑な手技を必要とせず，広範な皮下剥離なしで大きな組織を授動できる，簡便かつ有用なvolume displacement techniqueである。乳腺を従来のquadrantectomyに近い形で切除するため，乳癌の根治性の面においても効率的である。手術創の長さが問題になるが，腫瘍の位置や大きさ・患者の意向を考慮したうえで，複数の選択肢から適切に術式選択することが肝要である。

文　献

1) Audretsch W: Fundamentals of Oncoplastic Breast Surgery. *Techniques in Oncoplastic Surgery* edited by Losken A, Hamdi M, St. Louis Quality Medical Publishing, Inc.；2009. 3-26.
2) Hille-Betz U, Vaske B, Henseler H, et al: Dermoglandular rotation flaps for breast-conserving therapy: aesthetic results, patient satisfaction, and morbidity in comparison to standard segmentectomy. *Int J Breast Cancer* 2014; 2014: 152451.
3) Goldwyn RM: Carl August Burow. *Plast Reconstr Surg* 1984; 73: 687-90.
4) Marck KW: The false tune of Burow's triangle. *Eur J Plast Surg* 2015; 38: 511-2.
5) Audretsch W, Kolotas C, Rezai M, editors: Oncoplastic surgery in breast conserving therapy and flap supported operability. Annual Symposium on Breast Surgery and Body Contouring; August 1993; Santa Fe New Mexico.
6) Audretsch W, Kolotas C, Rezai M, editors: Oncoplastic surgery: "Target" volume reduction, (BCT mastopexy), lumpectomy reconstruction (BCT reconstruction), and flap supported operability in breast cancer. Proceedings of the Second European Congress on Senology; October 1994; Bologna, Italy: Monduzzi.
7) Miyake T, Kagara N, Shimoda M, et al: Aesthetic utility of addition of nipple-areola recentralization to rotation flap according to nipple tumor distance for patients with lower-outer or upper-inner located breast cancers. *J Plast Reconstr Aesthet Surg* 2021; 74: 1629-32.
8) Moon SJ, Byun IH, Chang JS, et al: A prospective comparative study of radiotherapy effect upon scar quality. *J Plast Reconstr Aesthet Surg* 2021; 74: 1801-6.
9) Shimazu K, Miyake T, Tanei T, et al: Real-Time Visualization of Lymphatic Flow to Sentinel Lymph Nodes by Contrast-Enhanced Ultrasonography with Sonazoid in Patients with Breast Cancer. *Ultrasound Med Biol* 2019; 45: 2634-40.
10) Miyake T, Shimazu K, Tanei T, et al: Hookwire-guided Sentinel Lymph Node Biopsy Using Contrast-enhanced Ultrasonography Followed by a One-step Nucleic Acid Amplification (OSNA) Assay for Breast Cancer. *Anticancer Res* 2019; 39: 6183-92.

III. Volume displacement：ステップ2－②

乳房縮小・固定術を応用した乳房部分切除術
(vertical scar mammoplasty)

座波　久光[1]

要旨

　Vertical scar mammoplasty は OPBCS Volume displacement ステップ2-②の手技に分類される。一般的に下極の腫瘍に対しては乳頭乳輪の血流を superior pedicle で温存し，欠損部は乳腺組織を大胸筋から剥離して充填する。一方，上極の腫瘍に対しては inferior pedicle，もしくは central mound pedicle で乳頭乳輪を温存し，乳腺組織は広範に皮膚から剥離して欠損部へ充填する。下垂のある乳房の場合，乳腺後間隙が厚く緩くになっているので，大胸筋からは剥離しなくとも下極から上極へ乳腺組織を移動させることができる。本術式を行うにあたっては乳頭乳輪と乳腺組織の血流を十分に理解することが必須である。また，対象となる下垂のある脂肪性乳房では，乳腺弁を作製するために同時に皮下および大胸筋から剥離することはできるだけ避け，脂肪壊死を予防することが大切である。

■ はじめに

　OPBCSにおける乳房縮小術や固定術を用いた温存術は，therapeutic mammoplasty とも称され欧米では広く行われている[1]。ベースとなる乳房サイズや保険制度の問題でわが国ではいまだほとんど普及していないが[2-4]，日本人における乳癌罹患年齢の欧米化（高齢化）をみれば，下垂乳房を対象とした再建における対側乳房の縮小・固定術の必要性の高まりと同様に，潜在的ニーズは決して小さくはないと予想される。

　本稿では，Volume displacement ステップ2-②の手技として，乳房縮小・固定術を用いた乳房部分切除術，特に Vertical scar mammoplasty について述べる。

■ 概念

　美容外科の乳房縮小術や固定術で用いられる皮膚切開を用いて乳房サイズを縮小させて，新しい形態の乳房を作成することで，比較的大きな部分切除や整容性の維持が困難な区域の切除を可能とする手技である。一般的には下垂を伴う中等度から大きなサイズの乳房が対象となるが，下垂の程度によっては小さな乳房にも応用可能なことがある。術式の性質上，多くの症例で左右差が生じるので，対側乳房の縮小術や固定術が必要となる場合も少なくない。皮膚切開のデザインはおもに peri-areolar incision（いわゆる donuts mastopexy，round block technique），vertical scar incision，inverted-T incision がある。当院では，日本人の乳房サイズならほとんどが対応可能で，術後照射を考慮し創傷治癒遅延が inverted-T より少ない vertical scar incision を選択することが多い[2-4]。本稿で述べる Vertical scar mammoplasty の皮膚切開のデザインは，その形状より key hole pattern とも称せられる。

■ 適応・禁忌

　下垂を伴う中程度から大きな乳房がよい適応であるが，乳房サイズが小さくても下垂が強い場合は本術式が応用できる場合がある。また，乳頭は乳房下溝線と同じレベルか，もしくは高い位置にあるが，乳房下極の大部分が乳房下溝線より低く下垂する pseudoptosis 症例もよい適応である。腫瘍の切除部位に関しては，ほぼすべての区域に応用が可能である。ただし，乳頭直下は最低5mmの組織厚，脱上皮化する乳頭乳輪血管茎の近位部はさらに厚く皮下脂肪織をすべて残す層が温存できない症例は本術式の適応とならない（後述）。通常の部分切除術と比較して創が大きいので，ケロイドや肥厚性瘢痕を形成しやすい体質の患者には，術前に十分な説明を行わなければならない。特に照射を行わない対側の縮小や挙上を行う場合は，さら

---

[1] 中頭病院乳腺センター

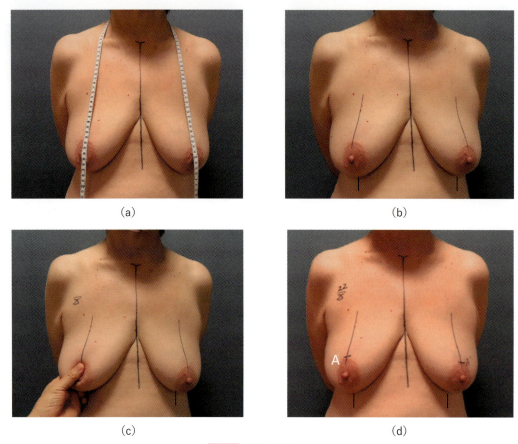

図1 術前デザイン
(a) メジャーを首に掛け，左右の鎖骨中点から乳頭，乳房下溝線の中点を経て肋骨弓縁あたりまで垂線を引く．
(b) 両側の垂線を描いた状態．
(c) 第2もしくは第3指を乳房下溝線にあて，母指で挟んで乳房下溝線の高さを乳房表面にマーキングし，これをあらたな乳頭の位置（A点）とする．
(d) 右胸骨切痕−乳頭間距離は25cmで，あらたな乳頭の位置は22cmとなった．

に注意が必要である．

術前マーキング

　皮膚切開のデザインは立位で行い，腫瘍の切除範囲のマーキングは手術体位の仰臥位で行う．われわれのVertical scar incisionのデザイン法は，乳腺外科医でも容易にできる，簡素かつ画一化した方法を採用している[4]．
①まず，胸骨切痕から上腹部にかけての正中線と両側の乳房下溝線を描く．
　続いてメジャーを首に掛け，左右の鎖骨中点から乳頭，乳房下溝線の中点を経て肋骨弓縁あたりまで垂線を引く．鎖骨中点はメジャーが自然に収まるポイントで，乳房下溝線の中点は下溝線の最下端点あたりとおおよその目安で決めている（図1a, b）．乳頭乳輪が内側もしくは外側に偏位している場合には，この垂線は必ずしも乳頭を経由しなくてもよい．
②日本人で本術式の対象となる患者は比較的高齢患者が多いので，挙上する乳頭の位置は上げすぎず乳房下溝線の高さに設定している．第2もしくは第3指を乳房下溝線にあて，母指で挟んで乳房下溝線の高さを乳房表面にマーキングし，これをあらたな乳頭の位置（A点）とする（図1c, d）．指で挟んだ状態で横方向からも乳房下溝線の位置をチェックするとよい．乳房下溝線の高さにあらたな乳頭の位置を設定した場合，胸骨切痕−乳頭間距離は20〜22cmとなることが多い．乳房サイズが大きく下垂が強い患者は，立位では乳房全体が足側に強く引き伸ばされていることがあり，その場合は乳房下溝線の位置に設定しても乳頭の位置が高すぎてしまうことがある．そのような場合は下溝線の高さより2〜3cm低めにA点を設定するようにする．また，対側乳房の縮小や挙上を希望されない場合は，乳頭の位置は

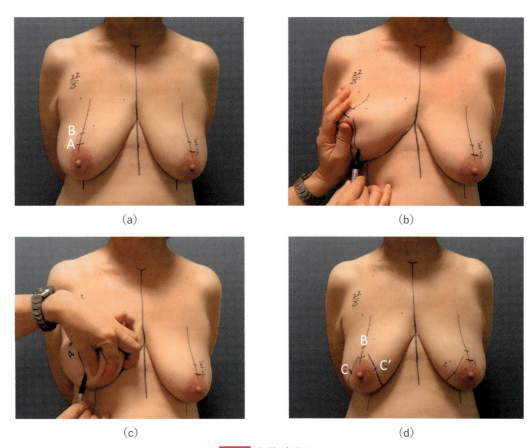

図2 術前デザイン
(a) A点より2cm頭側点を乳輪上縁（B点）とする。
(b) 乳房を外頭側方向に軽くシフトさせながら，乳輪の内側と乳房下溝線中点方向に向けた垂線（vertical脚）を描く。
(c) 同じく乳房を内頭側方向に軽くシフトさせながら，乳輪の外側と乳房下溝線中点方向に向けた垂線（vertical脚）を描く。
(d) 2本の垂線上にB点より4〜5cm尾側をマーキングし，あらたな乳輪の下縁点（CおよびC'点）とする。

さらに軽微な挙上にとどめるが，必要とする切除量が大きくなればなるほど縮小や挙上する度合を強めていかないと変形を防ぐことはできないので，対側の縮小や挙上の有無については術前に十分な説明が必要である。ただし，現時点でわが国では対側の縮小や挙上手術は保険適用ではないため，患側（乳癌側）と同時に行う場合には保険請求はできない。一方，同時に行わない場合には，自費になることなども考慮すべきである。

③続いて乳房下溝線レベルに設定したあらたな乳頭A点より新しい乳輪の半径分だけ頭側に乳輪上縁点を描く。たとえばあらたな乳輪径を4cmに設定する場合は2cm頭側が乳輪上縁点となる（B点）（図2a）。

④乳房を内側と外側に軽くシフトさせながら乳輪の内側と外側に乳房下溝線中点方向に向けた2本の垂線（vertical脚）を描く（図2b, c）。ここがこのマーキング法の肝であり，シフトは軽い圧力でそれぞれやや頭内側と頭外側方向に行うことで，vertical脚の閉創が緊張なく安全に行えることが担保される。少なくとも元の乳輪はすべて2本のvertical脚内に含まるようにする。ただし，強く大きく内側と外側にシフトさせると，その分vertical脚の角度が広くなり皮膚の切除範囲が大きくなるので，閉創の際の緊張が増すことになる。

⑤2本の垂線上にB点より4〜5cm尾側をマーキングし，あらたな乳輪の下縁点（CおよびC'点）とする（図2d）。乳輪径が3cmの場合は，3〜4cm尾側をCおよびC'点とする。

⑥B点よりCおよびC'点にモスクドーム様（mosque-dome skin pattern）に周径13〜15cmのあらたな乳輪縁をフリーハンドで描く（図3a）。

⑦2本の垂線は下溝線より2〜3cm頭側で合流させる（図3b）。合流部は鋭角なV字形でもなだらかなU

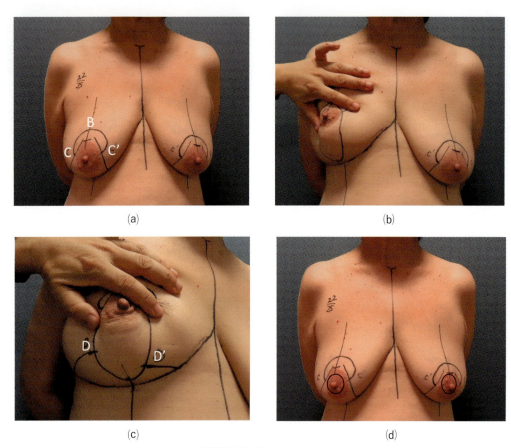

図3 術前デザイン
(a) B点よりCおよびC'点に，モスクドーム様に周径13〜15cmのあらたな乳輪縁を描く。
(b) 2本の垂線は乳房下溝線より2〜3cm頭側で合流させる。合流部は鋭角なV字形でもなだらかなU字形でもよい。
(c) 乳輪の下縁点（CおよびC'点）より7cm尾側点（DおよびD'点）を2本のvertical脚上にマーキングし，そのD，D'点より内・外側の乳房下溝線に向けて下斜め方向の線を描き切除範囲を皮膚面に記しておく。
(d) 開大した乳輪は，径4cmの乳輪を残してそれより外側は脱上皮化する。

字形でもよい。ただし，合流点は乳房下溝線をこえてはならない。
⑧ BD区域の切除で乳房のサイズと切除容量が大きい場合は，vertical scar incisionでも乳腺組織はinverted-T状に切除する場合がある。そのために，あらたな乳輪の下縁点（CおよびC'点）より7cm尾側点（DおよびD'点）を2本のvertical脚上にマーキングし，そのD，D'点より内・外側の乳房下溝線にむけて下斜め方向の線を描き切除範囲を皮膚面に記しておく（図3c）。
⑨ 縮小術が適応できる下垂を伴う乳房の場合は乳輪も開大していることが多いので，乳輪径が4cm以上ある場合は径4cmの乳輪を残してそれより外側は脱上皮化する（図3d）。

手技

乳頭乳輪の栄養血管

乳頭乳輪を栄養する血管茎には，superior pedicle法[5]，inferior pedicle法[6]，central mound pedicle法[7,8]，bipedicle法[9]等があるが，美容外科におけるその選択は皮膚切開と同様に術者の好みも大きな要因となるであろう。しかし，OPBCSにおいては切除部位や切除容量を術者の好みで選択することはできないため，腫瘍の局在で選択できる乳頭乳輪血管茎はおのずと決まることになる。通常，OPBCSでは腫瘍切除のための術野を確保するうえでbipedicle法が用いられることは教科書的にも少ない。一般的には下極の切除には主として第2肋間からでる内胸動脈の浅枝を栄養血管とするsuperior pedicle法（図4a），上極の切除には第

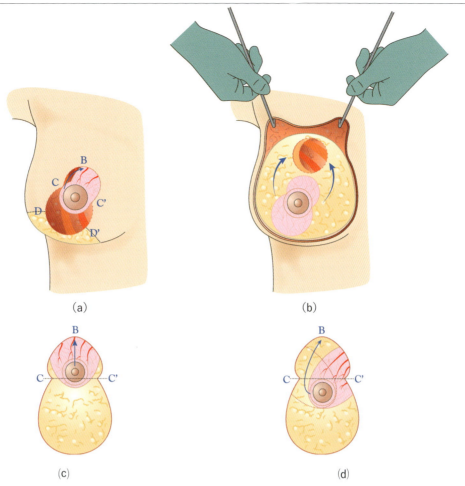

図4 乳頭乳輪血管茎 ①
(a) Superior pedicle：主として下方区域の切除に使用される。
(b) Central mound pedicle：皮下を広範囲に剥離する。乳頭乳輪は乳腺組織と一塊に穿通枝により温存される。
(c) Superior pedicle：乳頭乳輪を挙上する距離が短い場合［あらたな乳輪縁下（CとC'点）が乳輪上縁より尾側に位置する場合］は，シンプルなsuperior pedicleを使用することが多い。
(d) Supero-medial / lateral pedicle：乳頭乳輪を挙上する距離が長い場合（CとC'点が乳輪上縁より頭側に位置する場合）は，pedicleの長さを短く，安全に挙上しやすくする目的で使用する。

4肋間から出て乳腺組織深部より立ち上がる内胸動脈深枝と第5肋間から出る内胸動脈浅枝を栄養血管とするinferior pedicle法が用いられる。しかし，われわれは皮膚切開ではvertical scar incisionを使用することが多いので，上方区域の切除で乳頭乳輪直下が温存可能な場合にはおもに第4，第5肋間から出て乳腺組織深部より立ち上がる内胸動脈深枝を栄養血管とするcentral mound pedicle法を用いている（図4b）。

また，superior pedicle（図4c）を使用する際に乳頭乳輪の挙上する距離が長い場合は，pedicleの長さを短くして挙上の際にpedicleの屈曲を防止する目的で，第2，第3肋間からでる内胸動脈の浅枝を栄養血管とするsupero-medial pedicle法，もしくは外側胸動脈浅枝を栄養血管とするsupero-lateral pedicle法としている。われわれの目安としては，あらたな乳輪縁下端（CとC'点）が乳輪上縁より尾側にある場合はsuperior pedicleとし，頭側に位置する場合はsupero-medial pedicle，もしくはsupero-lateral pedicleとしている（図4c, d）。

C区域やA区域の切除の際にも乳頭乳輪の血流の温存と欠損部の充填を兼ねるcentral mound pedicle法ではなく，乳頭乳輪の血流はsupero-medial pedicle法，もしくはsupero-lateral pedicle法で温存し，欠損部の充填は下方区域の乳腺組織を大胸筋からの穿通枝で温存して欠損方向に移動させて充填する方法を用いることもある。

乳腺組織の移動・充填

切除範囲が皮膚切開創から遠く離れている場合の乳腺組織の移動と充填には，移動した組織の脂肪壊死を避けるための十分な配慮が必要である。本術式の対象

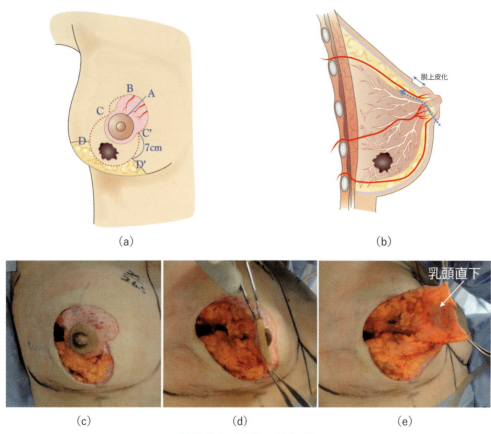

図5 乳頭乳輪血管茎 ②
(a) 下部正中（BD）区域のデザインと皮膚切開：superior / supero-medial pedicle で乳頭乳輪を温存して挙上する。腫瘍は vertical 脚内の乳腺組織と一塊に切除するが，乳房サイズが大きい場合は黄色の部分も切除して形態を整えることもある。
(b) 乳頭直下は最低 5mm の厚さを保ちながら離断し，主乳管をこえたら皮下脂肪織をすべて残す層に入り，真皮および真皮下血管網を損傷しないように注意する。
(c) Supero-medial pedicle 症例（CD 区域切除症例）。
(d) 乳頭直下まで切除範囲に含め，5mm 幅を温存しながら主乳管を離断した。
(e) 乳頭より内側の乳頭乳輪血管茎の基部は十分な厚さの皮下脂肪織が温存されている（裏面より撮影）。

となる乳腺組織は高度な脂肪性乳房であることが多いので，乳腺弁を作製するために同時に広範な皮下および大胸筋からの剥離（dual-plane undermining）を行うと脂肪壊死が生じやすい。したがって，血行の危うい広い乳腺弁を作製することはできるだけ避ける必要がある。具体的な方法としては，下極の欠損では乳腺組織を主として大胸筋から剥離して移動させることが多い。一方，上極の欠損部では広範な皮下剥離を行うが，大胸筋からの剥離を控えて胸壁からの穿通枝を温存し，乳腺組織を advancement flap のように頭側方向に移動させて充填する。

手術手技

皮膚切開と脱上皮化

切除範囲を色素でマーキングした後，ツメッセント液を皮下に注入し，術前のデザインに沿って皮膚切開および乳頭乳輪血管茎の脱上皮化を行う（図 5a）。皮膚切開の際，乳頭乳輪血管茎にかかわる部位は全層切開にならないように注意する。直径が 4cm 以上に開大した大きな乳輪では外側縁を脱上皮化し径 4cm 程度に小さくする。

部分切除と欠損部の充填

①下方正中（BD）区域

切除範囲が乳房の下極で vertical scar 脚内の場合

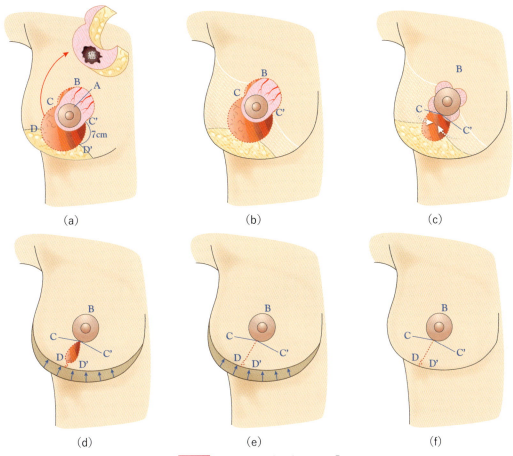

図6 右部正中（BD）区域 ①
(a) 腫瘍を皮膚と一塊に切除する。乳房サイズが大きい場合はD-D'点より尾側黄色部分の皮下を剥離し，inverted-T状に切除すると形状を整えやすい。
(b) 白斜線部を大胸筋より剥離し，乳頭乳輪血管茎を挙上してB点に固定する。
(c) 乳輪下縁点（C-C'）を縫合し，乳輪縁は4分割で縫合していく。左右下方区域の乳腺組織を移動させて縫合する。
(d) Vertical脚尾側端はdog earを予防するため，真皮連続縫合で縫縮する。
(e, f) 尾側端の皮膚余剰部は自然に消退し，あらたな乳房下溝線が形成される。

は，乳頭乳輪血管茎はsuperior pedicleで挙上する。乳頭乳輪を挙上する距離が長い場合は，前述したように乳頭乳輪血管茎はsupero-medial pedicleとしたほうが挙上しやすい。

切除範囲が乳頭直下を含む場合，乳頭乳輪血管茎は最低5mmの厚さを温存するようにする。乳頭乳輪血管茎を末梢より離断しながら作製する場合，主乳管を離断したあとは真皮および真皮下血管網を完全に温存するために，皮下脂肪織をすべて残す層で（若干の乳腺組織を含めるような気持ちで）離断を進めていく（図5b〜d）。一方，切除範囲に乳頭直下を含める必要がない場合でも，乳頭乳輪の挙上距離が長い場合は乳頭乳輪血管茎を2cm程度の厚めに温存しつつ，乳頭乳輪直下の乳腺組織も若干切除したほうが乳頭乳輪を挙上した後の閉創がたやすくなるので切除範囲に含めることがある。

腫瘍の切除範囲がvertical脚内にすべて含まれる場合は，皮下はほとんど剥離せず部分切除を行うが（図6a，7a），2本のvertical脚合流部より尾側の皮弁は皮下組織を厚めに残しながら，乳房下溝線手前まで逆T字状に剥離を行っておく（図6a）。若干，皮膚の切除範囲より乳腺組織の切除範囲が大きいほうが，皮膚の緊張が少なくなり閉創しやすい。乳房サイズが大きい場合は，BD区域以外に逆T字状に皮下剥離を行った乳房下溝線直上の乳腺組織と外側の皮下脂肪を切除する。その際，乳房下溝線は破壊しないように注意し，切除量の調節はおもに外尾側からの切除にゆだね，内尾側は少量の切除にとどめたほうがよい。

乳頭乳輪を仮固定で頭側に移動させた後（図6b，7b），B，D区域の残存乳腺組織を大胸筋より剥離して欠損部へ移動させて充填する（図7c，d）。乳房サイズにもよるが，乳腺組織は2-0，もしくは3-0

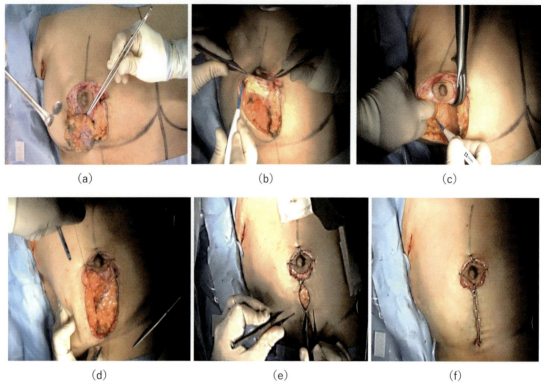

図7 右下部正中（BD）区域 ②
(a) 右BD区域部分切除後。
(b) Superior pedicleで乳頭乳輪を挙上した。
(c) 皮下剥離はほとんど行わず，広範に大胸筋より剥離した。
(d) 大胸筋より剥離した乳腺組織を移動させて縫合した。
(e, f) 乳輪周囲およびvertical脚をスキンステープラーで仮縫合し，座位で形状を確認する。
Vertical脚尾側の余剰な皮膚はのちに真皮連続縫合で縫縮した。

吸収糸を用いて2層で縫合する。乳房下溝線直上に閉鎖式ドレーンを挿入し内側より吸引をかけることで，vertical scar尾側端のdog earを予防している。挙上した乳頭乳輪はまず頭側端を4-0，もしくは5-0モノフィラメントの吸収糸で真皮縫合し，続いてモスク状切開の尾側端（C-C'点）となる左右の皮弁を固定する（図6c）。その後，乳輪と皮膚切開縁を均等に4分割し長さを調整しながら内側と外側を固定すると，容易に円形に形作ることができる。適宜，スキンステープラーでの仮縫合を併用し，座位で乳輪や乳房全体の形態を確認する（図7e，f）。Vertical脚は3-0モノフィラメントの吸収糸で皮下縫合を行った後，4-0，もしくは5-0モノフィラメント吸収糸を用いて単結紮縫合で閉創するが，dog earを防止するため，尾側端から数センチは連続真皮縫合で縫い縮めるように縫合している（図6d～f）。皮膚は5-0ナイロンの連続，もしくは接着用粘着テープを使用している。

②**下方内側（B）区域**

Vertical脚内の脱上皮化を行い，B区域へは内側の vertical scar脚を全層で切開して切除範囲の皮下剥離でアプローチして部分切除を行う。乳頭乳輪はsuperior pedicle，もしくはsupero-lateral pedicleで挙上できるように乳腺組織からしっかりと離断しておく（図8a）。欠損部へは脱上皮化したvertical脚内のBD区域とD区域の乳腺組織を大胸筋より剥離後，裏面より乳房下溝線やや頭側で離断して内側方向に移動・充填する（図8b，c）。欠損部が内側（胸骨側）にある場合，脱上皮化した乳腺弁が届きにくい場合がある。そのような症例にはvertical脚を若干内側斜め方向にデザインするか，V-mammoplastyのほうが対処しやすい。

③**下方外側（D）区域**

D区域へは外側のvertical scar脚を全層で切開してアプローチし，皮下剥離は切除範囲にとどめた部分切除を行う（図9a，b）。乳頭乳輪はsuperior pedicle，もしくはsupero-medial pedicleとして挙上する（図9c，d）。D区域の切除は乳頭乳輪の偏位をきたしやすいので，乳頭乳輪血管茎はしっかりと全長にわた

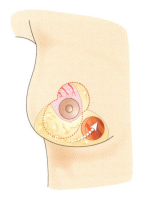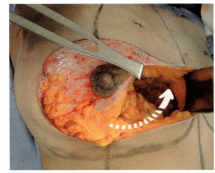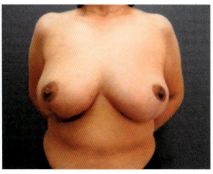

(a) B区域の部分切除　　　(b) B区域の部分切除　　　(c) 術後1年

図8 右下部内側（B）区域

(a, b) 脱上皮化したBD区域とD区域の乳腺を大胸筋より剥離して欠損部へ移動させて充填した。

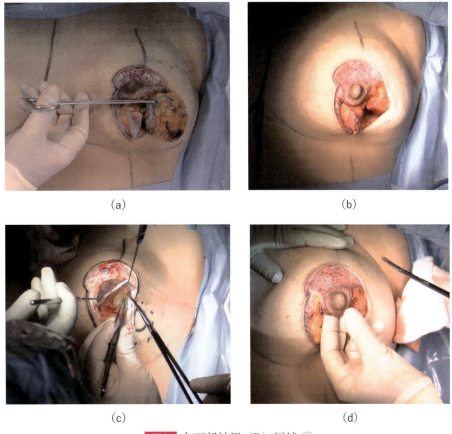

図9 左下部外側（D）区域①

(a, b) 脱上皮化を行い，D区域の切除範囲のみ皮下を剥離して部分切除を行った。
(c, d) 乳頭乳輪血管茎はsuperior pedicleとして挙上した。

り乳腺組織より離断して，切除側に引き込まれないようにすることが大切である。欠損部へは主として外側上方（C）区域の乳腺組織を大胸筋より剥離して欠損部におろしてくるように移動・充填する（図10a）。C区域はすべて大胸筋から剥離するくらいの広範囲にわたる剥離を行うが，皮下剥離はほとんど行わない。センチネルリンパ節生検を行う場合は，大胸筋との剥離層より腋窩へのアプローチが可能である（図10b）。脱上皮化したVertical脚内のBD区域の乳腺組織も欠損部へ移動させて，C区域より欠損部へ移動させた乳腺組織と縫合する（図10c）。閉創はBD，B区域と同様である（図10d～f）。

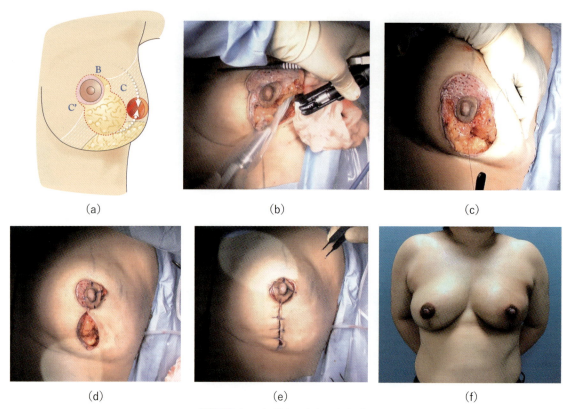

図10 左下部外側（D）区域 ②
(a) 白線部分を大胸筋より広範囲に剥離した。
(b) 大胸筋前面より腋窩にアプローチしてセンチネルリンパ節生検を行った。
(c) C 区域の乳腺組織を欠損部に移動させて縫合した。
(d) B 点と乳輪下縁点（C-C'）を縫合し，乳輪を挙上した。
(e) スキンステープラーで仮縫合を行い，形状を確認した。
(f) 術後 2 年。

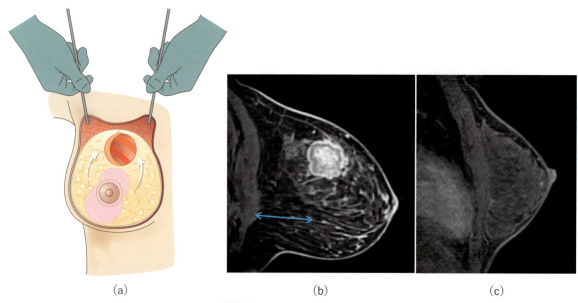

図11 Central mound pedicle
(a) Central mound pedicle 法では，乳頭乳輪および乳腺組織を胸壁からの穿通枝によって温存する。皮下を広範囲に剥離することで，乳腺組織を advancement flap のように欠損部へ移動させて充填する。
(b) 下垂のある乳房の MRI 像：乳腺後間隙が広く緩い。
(c) 下垂のない乳房の MRI 像：乳腺後間隙にほとんどスペースを認めない。

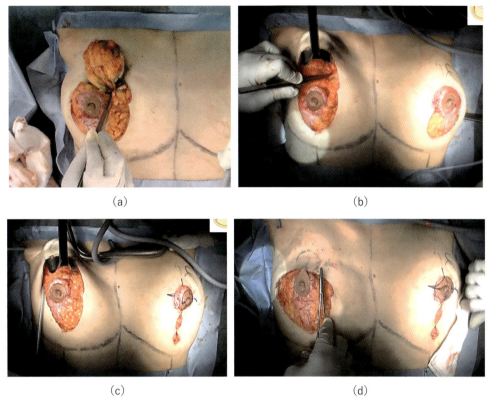

図12 右上部正中（AC）区域 ①
(a) 皮下を広範囲に剥離して部分切除と，皮下経由でセンチネルリンパ節生検を行った。
(b) 大胸筋からは剥離せず，乳腺組織を挙上させながら欠損部へ移動させた。対側は supero-medial pedicle で乳頭乳輪を温存し，C 区域より患側と同量の乳腺組織を切除した。
(c) 乳腺組織を斜め放射状に縫合した。
(d) 同様に B 点，C-C' 点の順で皮膚を縫合閉鎖した。

④上方正中（AC）区域

　縮小術を用いた温存術の場合は，尾側→頭側方向への移動で欠損部を充填することも多い（図11a）。下垂乳房の場合，乳腺後間隙（retro-mammary space）が厚く緩くなっているので，大胸筋から剥離しなくとも下方区域から上方区域へ乳腺組織を容易に移動させることができる（図11b，c）。

　Vertical scar incision をすべて全層で切開し，乳輪周囲の脱上皮化を行った後，皮膚切開部より皮下を広範囲に剥離して部分切除を行う（図12a）。Skin envelope と乳腺組織を独立させることで乳頭乳輪を含む乳腺組織の移動を容易にさせることが目的である。センチネルリンパ節生検や郭清を行う場合は，皮下経由で腋窩へアプローチする。皮下剥離は腫瘍周囲の上方区域のみならず，下方区域の乳房下溝直前まできわめて広範囲に行う。さらに乳腺組織の頭側への移動を容易にするため，乳房下溝線直前で乳腺組織を乳房下溝線に沿って離断して，若干大胸筋膜を露出させることもある。乳頭乳輪は乳腺組織と一塊に central mound pedicle として主として第4，第5肋間からの穿通枝にて温存される。乳腺組織の頭側への advancement flap ともいえる充填方法である。欠損部へ移動させた乳腺組織の縫合は縦方向の放射状でなく，上外側から下内側方向へ向かう斜め方向か，逆T字状に縫合したほうが乳房全体の挙上効果が得られやすい（図12b〜d）。どの区域の切除においても患側は照射の影響で萎縮を生じることが多い。よって対側の縮小や挙上を行う場合は切除量を調整して患側よりやや小さめに仕上げるなどの工夫が必要である（図13）。

⑤上方外側（C）区域

　AC 区域と同様に広範囲の皮下剥離を行い乳頭乳輪は central mound pedicle として乳腺組織と一塊に温存し，下極（主として D 区域）の乳腺組織を持ち上げるように欠損部に移動・充填する（図14a）。乳頭直下を切除範囲に含める必要がある場合や，central mound pedicle では乳頭乳輪が必要以上に頭側方向に

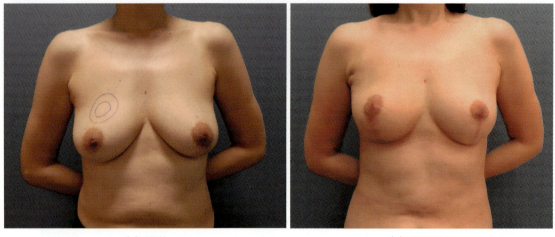

(a) 術前　　　　　　　　　　　　　　(b) 術後 2 年

図13 右上部正中（AC）区域 ②

患側（b）は vertical scar incision, central mound pedicle で AC 区域から部分切除を行った。対側（a）は同時に vertical scar incision, supero-medial pedicle で C 区域より同容量の乳腺組織を切除した。放射線照射の影響で患側の乳頭乳輪が健側より高い位置にある。

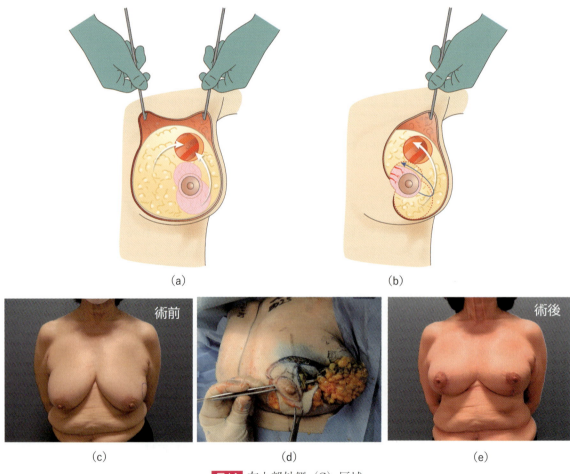

図14 左上部外側（C）区域
(a) AC 区域と同様に皮下を広範囲に剥離し，central mound pedicle を使用する方法。
(b) 乳頭乳輪は supero-medial pedicle で挙上し，外側の皮下を広範囲に剥離する。欠損部は主として D 区域の乳腺組織を挙上させて充填する方法。
(c) 左 CD 区域乳癌症例術前。
(d) 術中写真。乳頭乳輪は supero-medial pedicle で挙上した。
(e) 術後 3 ヵ月。

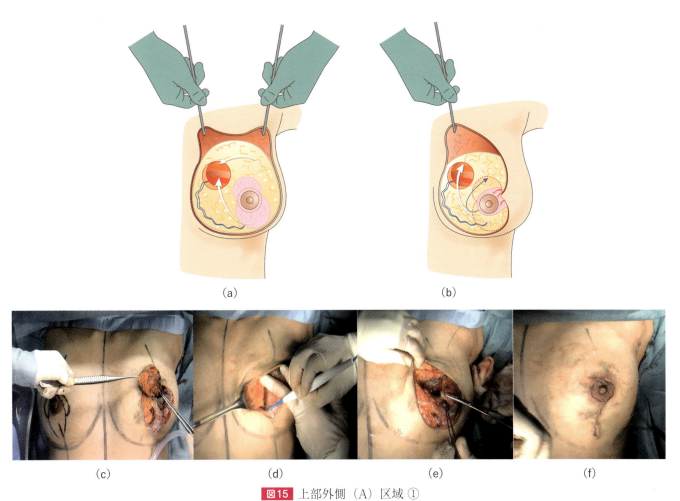

図15 上部外側（A）区域 ①
(a) Central mound pedicle を用いる方法。可動性を増すために青色部分を切離する場合は，乳房下溝線を破壊しないように注意する。また，切離後も大胸筋からの剥離は極力避けなければならない。
(b) 乳頭乳輪は supero-lateral pedicle で挙上し，欠損部は主として B，D 区域の乳腺組織を挙上させて充填する方法。
(c) 左 A 区域部分切除後。乳頭乳輪はほとんど挙上していない。
(d) 下極の皮下を広範囲に剥離し，central mound 法を適応した。
(e) 内側の乳腺組織は切離せずに欠損部へ移動し充填できた。
(f) 閉創後。

挙上されてしまうことが予想される場合は，乳頭乳輪は supero-medial pedicle として乳腺組織とは独立させ，欠損部へは下極（主として D 区域）の乳腺組織の乳腺組織を持ち上げるように移動・充填する（図 14b 〜 d）。後者の方法では乳頭乳輪血管茎を栄養する A 区域の皮下剥離は行わない。

⑥上方内側（A）区域

AC 区域と同様に広範囲の皮下剥離を行い乳頭乳輪は central mound pedicle として乳腺組織と一塊に温存し，下極（主として B 区域）の乳腺組織を持ち上げるように欠損部に移動・充填する（図 15a 〜 f）。鎖骨に近い遠位の欠損部は挙上する B 区域の内側（胸骨側）から乳房下溝線との付着部を切離する必要がある。その際は内側や乳房下溝線のラインは破壊しないように若干距離を取りながら切離していく。ただし，内側から乳房下溝線との付着部を切離後も大胸筋からの剥離は控えて dual-plane undermining は避けなければならないので，この方法で充填できる欠損部位には制限と限界がある。乳頭直下を切除範囲に含める必要がある場合や，central mound pedicle では乳頭乳輪が必要以上に切除方向に挙上されてしまうことが予想される場合は，乳頭乳輪は supero-lateral pedicle として乳腺組織とは独立させ，欠損部へは下方区域（主として B 区域）の乳腺組織の乳腺組織を持ち上げるように移動・充填する（図 15b）。その場合は乳頭乳輪血管茎を栄養する C 区域の皮下剥離は行わない。

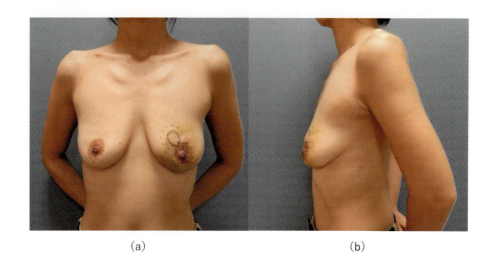

術前

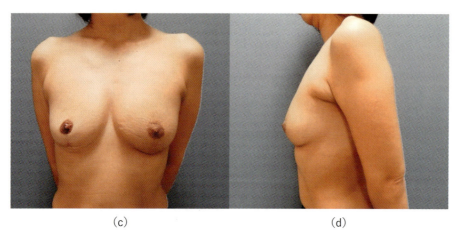

術後

図16 上部外側（A）区域 ②

（a, b）術前．Pseudoptosisで乳房サイズは小さい．左乳房の色素沈着は針生検の影響である．
（c, d）術後2年．乳頭乳輪の位置は変化がないが，下極のたるみが解消されて，若干の増大効果を認める．

まとめ

　当院で行っているvertical scar mammoplastyを用いた乳房部分切除術について述べた．乳房サイズが小さくても下垂が強い場合は応用できる場合があり有用である（図16）．本術式を行うにあたっては乳頭乳輪と乳腺組織の血流を十分に理解することが必須である．そのうえで上方系の乳輪乳頭血管茎の作製方法を取得する．そして，欠損部の充填においては，下極は主として大胸筋からの剥離で乳腺組織を移動して充填し，上極は広範な皮下剥離で大胸筋とは剥離せず移動して充填することで，dual-plane underminingをできるだけ少なくして脂肪壊死を予防することが大切であると考えている．

文献

1) Macmillan RD, James R, Gale KL, McCulley SJ: Therapeutic mammaplasty. *J Surg Oncol* 2014; 110: 90-5.
2) 座波久光, 阿部典恵, 本成登貴和: Volume displacement techniqueを用いたoncoplastic surgery - Vertical scar mammoplastyを中心に. 乳癌の臨床 2018; 33: 499-508.
3) 座波久光, 阿部典恵, 本成登貴和: 乳房縮小（固定）術を用いた温存術のピットフォール. 形成外科 2020; 63: 5-14.
4) 座波久光, 阿部典恵, 本成登喜和, ほか: 乳房縮小術を用いた温存術における簡素化したデザイン法, Vertical scar incisionを中心に. 乳癌の臨床 2018; 33: 367-74.
5) Weiner DL, Aiache AE, Silver L, et al: A single dermal pedicle for nipple transposition in subcutaneous mastectomy, reduction mammaplasty, or mastopexy. *Plast Reconstr Surg* 1973; 51: 115-20.

6) Georgiade NG, Serafin D, Morris R, et al: Reduction mammaplasty utilizing an inferior pedicle nipple-areolar flap. *Ann Plast Surg* 1973; 3: 211-8.
7) Balch CR: The central mound technique for reduction mammaplasty. *Plast Reconstr Surg* 1981; 67: 305-11.
8) 冨田興一, 矢野健二, 細川 亙: 乳房縮小（固定）術の基本知識とわれわれの行っている方法について. *形成外科* 2017; 60: 1134-42.
9) McKissock PK: Reduction mammaplasty by the vertical bipedicle flaptechnique: rationale and results. *Clin Plast Surg* 1976; 3: 309-20.

III. Volume displacement：ステップ2-②

Reduction mammoplasty

淺野　裕子[1]

要旨

　乳房縮小術のコンセプトは，過剰な乳房組織と皮膚を切除し，新しい位置にNACを再配置する手術である。NACへの血液供給を維持するためにどの茎（pedicle）を選択するか，そしてどの皮膚切除パターンを選択するか，2つの要素で組み立てられる。この整容性改善目的の乳房縮小術の手技は，乳癌に対する乳房オンコプラスティックサージャリー（Oncoplastic Breast-Conserving Surgery）にも応用が可能である。乳房部分切除後の欠損を，乳房内組織で形成するVolume displacementに含まれる手技の一つである。乳房縮小術の基本的な手技，合併症を最小限に抑えるためのポイントについて解説する。

■ はじめに

　整容性改善目的の乳房縮小術（Reduction mammoplasty）の手技を応用したOncoplastic reduction mammoplasty（以下OPBCS）は，Volume displacementに含まれる手技の一つである。乳房縮小術を行う機会の少ない外科医にとって，乳房縮小術の基本的なコンセプト，シンプルな技術，そして目を通しておいたほうがよいと思われる文献を引用して解説する。

■ 概念

　乳房縮小術の始まりは19世紀後半といわれ，乳房再建術の歴史より早い。乳房肥大による肩や首の痛みを取るだけでなく，心理的苦痛を和らげる目的があった。乳頭乳輪複合体（Nipple areolar complex, 以下NAC）への血流が解剖学的に解明されたのちは，現在の教科書にも載っている術式がつぎつぎと報告されてきた。のちにWise-pattern（またはInverted-T pattern）として知られるWise（1956年）により，皮弁のデザインと仕上がりの乳房サイズや形状の予測ができるような方法について発表された。ほかにもPitanguy（1961年），McKissock（1972年），Georgiade（1979年）など多くの形成外科医により，NACへの安定した血行のための茎（pedicle）を用いた術式が発表された。現在でも，NACへの血行と知覚が保たれ，乳腺切除量の調節が容易で，さらに目立たない癒痕を目指して，乳房縮小術の術式は改良されている[1-3]。この乳房縮小の技術は，乳癌術後の乳房再建において対称性を得るために，健側乳房縮小のためにも利用されてきた。また，サイズの大きな下垂乳房における乳房部分切除にOPBCSのテクニックの一つとして応用されるようになった。

　乳房縮小術のコンセプトは，過剰な乳房組織と皮膚を切除し，新しい位置にNACを再配置するというものである。NACへの血液供給を維持するためにどの茎（pedicle）を選択するか，そしてどの皮膚切除パターンを選択するか，2つの要素で組み立てられる。そのためには，乳房の解剖，特に血行を熟知しておく必要がある（図1）。乳房は，内胸動脈の内側乳腺枝（Internal mammary artery），外側胸動脈（Lateral thoracic artery）の外側乳腺枝，前肋間動脈（Anterior intercostal artery）からの穿通枝，胸肩峰動脈（Thoracoacromial artery）から供給される[4]。このうち，乳房の栄養血管として内胸動脈が最も安定した供給源とされている。一方，NACへの血液供給パターンには，死体標本において個体差があり，おもに内胸動脈からの穿通枝（第1〜4肋間）のほかに，前肋間動脈と外側胸動脈から供給されているとされる[5]。生体のCT断層血管造影検査による研究においては，NACへの血液供給は内胸動脈，外側胸動脈ならびに胸肩峰動脈が関与している可能性が示されている[6]。このような血行の知識にもとづいて，inferior, superior, superomedial, medial, lateral, central ならびに bipedicle

---

[1] 亀田総合病院乳腺科（乳房再建担当）

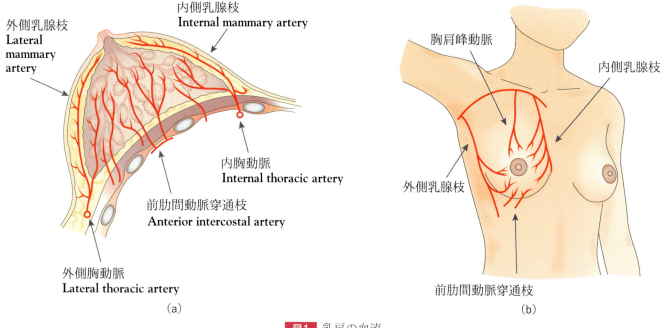

図1 乳房の血流
(a) 乳房の水平断面，乳房への血流．
(b) 乳頭乳輪複合体への血流．

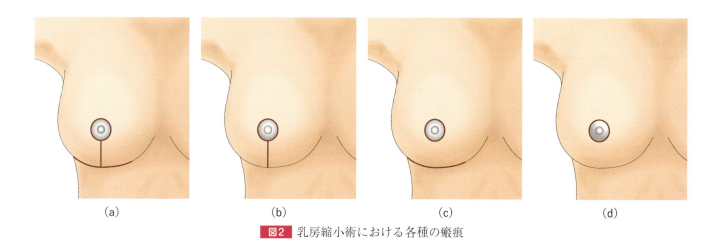

図2 乳房縮小術における各種の瘢痕

といった茎のパターンがある．つぎに皮膚切除のパターンとして，先に述べた Inverted-T pattern のほかに，乳輪縁と縦方向の瘢痕からなる Vertical scar technique，乳輪縁と乳房下溝に瘢痕ができる No-vertical scar technique，また乳輪縁だけに瘢痕ができる方法などがある（図2a〜d）．OPBCS としての乳房縮小術においては，腫瘍の位置と切除の大きさに加え，これらの皮膚切除のパターンと茎をどのように組み合わせるかをイメージしながら手術計画を立てる[7-11]．

Oncoplastic reduction mammoplasty の患者選択

腫瘍の局所制御の点から，乳房部分切除（乳房温存療法）の適応となる患者であり，乳房サイズが大きく下垂した乳房で，切除量すなわち欠損量も大きくなる患者が対象となる．たとえば，乳房全切除後の乳房再建であれば，400cc 以上の乳房インプラントを使用するような乳房の大きさがイメージに近い．片側乳癌症例では，左右乳房の対称性を得るためには健側乳房縮小術が必要となる．

手術手技

ここでは，初心者でも比較的容易に行うことができる術式を例として，inferior pedicle と Inverted-T pattern の組み合わせを解説する。腫瘍が NAC より頭側の upper-pole に位置する，upper quadrant の症例が適応となる（図3）。図3で示した点の取り方ならびに長さについては，日本人女性の多くがこの範囲に入るだろうという標準的な数値を示した。症例によって若干の違いが生じることに注意されたい。デザインのポイントとして，整容性目的の乳房縮小術とくらべ，より狭い Wise-pattern の皮膚デザイン，また広い茎を考慮する。なぜならば，乳房縮小術では，血流維持に必要な乳腺弁だけを残し，それ以外の組織は除去して減量することが目的だからである。一方，Oncoplastic reduction mammoplasty では腫瘍切除後の欠損を埋めるための乳腺弁挙上であり，乳房肥大症などの特殊な症例をのぞけば，切除する皮膚（脱上皮する部分）が少なくても形状を整えることが可能だからである。

術前のマーキング（図4）

仰臥位で，エコーを用いて腫瘍とその切除範囲をマークする。つぎに，座位または立位で inverted-T pattern の切開線を描く。図4b に示すように，新しい乳頭位置（緑点）を乳房下溝の高さに取ると，のちの乳腺弁の前進が無理なく行える。縫合後の3点縫合部にどの点（緑点ならびに黄色点）がくるかをイメージしながらマークする。脱上皮する部分の幅は図3のD点とE点が寄せられる範囲となる。この幅が広いほど，乳腺組織を多く切除（減量）する必要がある。OPBCS 目的であれば，余裕をもって寄せられるように幅を狭くデザインしておく。ほとんどの症例で，6～8cm 程度の範囲となる。

手術操作（図5）

先に，腋窩の別切開からセンチネルリンパ節生検を行う。腫瘍の切除範囲が術中に分かるように，エコーでマークした範囲に沿って色素で乳腺内に刺青しておく。つぎにエピネフリン加生理食塩水を剥離部位の皮下に注入し，特に脱上皮する部分には皮膚が膨隆する程度まで注入しておくと脱上皮が容易となる。皮膚切開は腫瘍の切除部分だけでなく，すべてのラインに沿って真皮までメスを入れておく。脱上皮の操作は，皮膚が緊張している状態のほうが容易なため，腫瘍の切除前に行ったほうがよい。刺青した色素をガイドに切除する際，大きい乳房では仰臥位で外側へ垂れて移動してしまうため，助手に乳房を把持させながら行うようにする。腫瘍の切除が終了したら，欠損部の充填を乳腺弁（乳腺脂肪弁）で行う。乳腺弁の前進は，図5c の赤破線部分の乳腺を電気メスで少しずつカットして，また必要に応じて乳腺下隙と大胸筋間の剥離も追加しながら頭側に前進させる。このときも，乳房がずれないように助手に把持させて，茎の血流を意識しながら充填に必要な分だけの剥離とすることがポイントとなる。乳腺弁の前進と同時に，皮下と乳腺組織の間の剥離（皮弁挙上）も行い，NAC が新しい位置に移動できれば剥離を終える。術後合併症である創傷治癒の遅延，皮弁壊死ならびに脂肪壊死を防ぐために，緊張なく縫合できるだけの皮弁剥離にとどめておくことが重要である。乳腺弁と皮弁の挙上が終了したら，乳腺弁を前進させて欠損部に死腔ができないように吸収糸で大胸筋に数ヵ所固定する。乳輪縁，また垂直方向と乳房下溝の皮膚を金属ステープラーで仮閉鎖する。手術台を座位にして，皮膚の緊張，乳頭乳輪の大きさと位置，また乳房全体の形状などを確認する。垂直方向の創は脱上皮部分の上で左右の皮弁を縫合することになるが，緊張が強く皮弁が寄らないときは，皮下脂肪と乳腺組織を追加切除する。反対に，皮膚の余剰が大きければ，皮弁をトリミングして形状を整える。乳輪縁の皮下縫合は連続縫合とし，乳輪径を適宜調整する。アレオラマーカー（図6）があると，健側乳輪の大きさに合わせて皮膚のトリミングをする操作が容易である。縫合が終了したら，皮弁血流が確認できるような透明または半透明のドレッシング材で創部を保護する。

術後管理

歩行を開始した際に，創部に緊張がかからないように乳房が固定できるバンドを抜糸まで装着させる。ドレーンは通常の乳房部分切除術と同じ程度の量で推移するため，術後3～4日程度で抜去することが可能である。術後の皮弁壊死や創傷治癒遅延が発生しやすい部位は，3点縫合部と垂直方向の中央である。抜糸を遅らせ，軟膏処置などを要する場合もある。術後1ヵ月間程度は，乳房が揺れないようなスポーツ用ブラジャーなどを装着させている。

術後合併症

乳房縮小術後の合併症として，一般に乳頭壊死，創

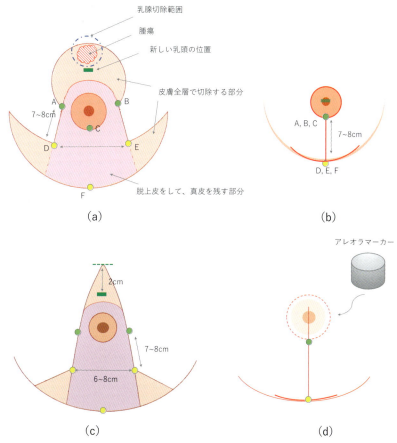

図3 Inverted-T pattern のシェーマ

(a) 先に，エコーで腫瘍と乳腺切除範囲をマークする。腫瘍の直上皮膚を含めて切除する場合は，新しい乳輪となる位置とその直径の長さを考慮して皮膚切除の範囲を決める。
(b) 縫合後の3点縫合部（黄緑点ならび黄色点）のイメージをしながらマークする。脱上皮する部分の幅はD点とE点が寄せられる範囲となる。余裕をもって寄せられるように，幅を狭くデザインしておく。
(c) 腫瘍直上皮膚を切除しない，または小さい面積で切除する場合のマーキング。
(d) 縦方向を縫合してから，健側乳輪に合わせて皮膚切除を行って，NACを皮膚から出して縫合する。

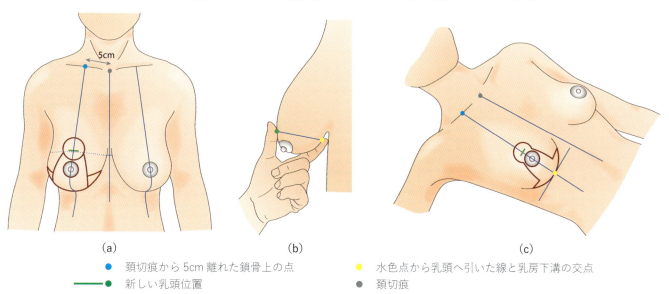

● 頚切痕から5cm離れた鎖骨上の点　　● 水色点から乳頭へ引いた線と乳房下溝の交点
● 新しい乳頭位置　　　　　　　　　　● 頚切痕

図4 Inverted-T pattern における基本点とラインの取り方

(a) 座位でのマーキング。正中線と乳房下溝線をまず描く（青線）。つぎに，頚切痕（灰色点）から5～6cm離れた鎖骨上の点（水色点）を置き，そこから乳頭を通って上腹部にいたる線も引く。
(b) 新しい乳頭位置の決め方。
(c) 仰臥位にしたときのマーキング。

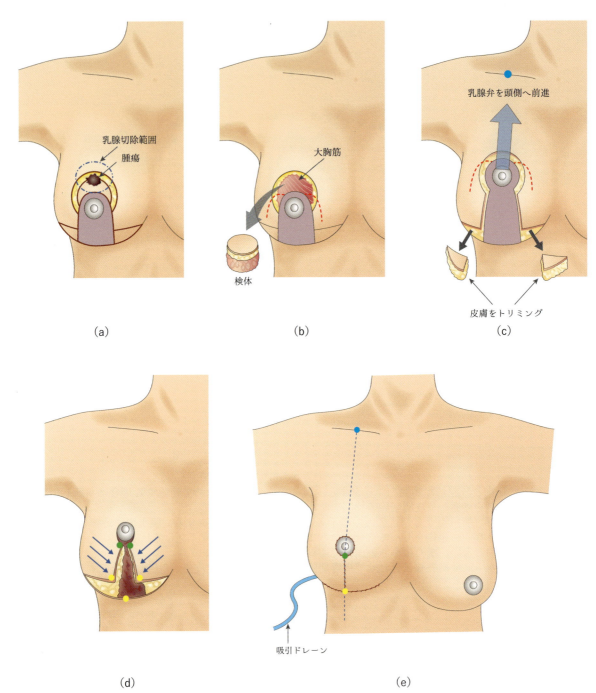

図5 Upper quadrant の症例に対する inferior pedicle と Inverted-T pattern の組み合わせ
(a) 腫瘍部位（赤斜線）と切除範囲（青破線）をエコーでマークしておく．皮膚切開を全体に行ってから，脱上皮（ピンク色部分）を先に行う．
(b) 脱上皮したのち，腫瘍切除を行う．
(c) 腫瘍切除した欠損部は，乳腺弁を前進させて充填する．この図では下方茎であり，赤破線部分の乳腺を少しずつ切離しながら頭側に前進させる．
(d) 乳腺弁の前進と同時に，青矢印が示す皮膚と乳腺間の剥離（皮弁挙上）を行う．ステープラーで仮閉鎖して座位にする．
(e) 縫合終了時．

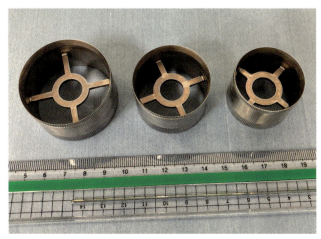

図6 アレオラマーカー

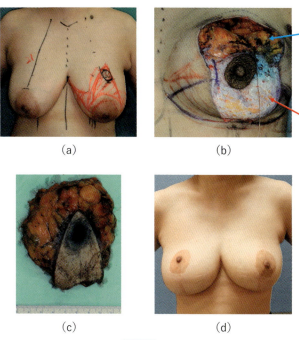

図7 症例
(a) 立位のマーキング
(b) 術中写真（青矢印：腫瘍切除後の欠損部，赤矢印：脱上皮）
(c) 手術検体
(d) 左乳房 Oncoplastic reduction mammoplasty，右乳房縮小術後2年目の正面像

傷治癒遅延，皮弁壊死，脂肪壊死，血腫，漿液腫の発生などが知られている。最近のメタ解析では，肥満，喫煙，糖尿病，また1,000gをこえる切除量が，その危険因子となると報告されている[12]。なかでも皮弁壊死や縦方向の創が開くなど創傷治癒の遅延は，比較的高い頻度で発症する[13]。皮弁先端への血流の問題だけでなく，創部皮膚にかかる張力の関与もあるとされ，再手術が必要になる症例や，また保存的に治癒したとしても幅のある瘢痕をきたすことになる。Oncoplastic reduction mammoplasty においても，Inverted-T pattern の場合は Vertical scar（垂直方向の瘢痕）のパターンにくらべて術後合併症の頻度が高く，創傷治癒の遅延が術後の補助療法や放射線治療の遅れにつながる可能性がある[14]。OPBCS としての乳房縮小術は腫瘍の局所治療が目的であるため，合併症を回避することに最大の努力を払う必要がある[15]。そのためには，患者の選択，術前のデザイン，そして手術では不必要な剥離をしないことがポイントとなる。

症例提示

52歳，左乳癌。乳房サイズが大きく，下垂があるため左 Oncoplastic breast reduction の適応となった。AC 区域に腫瘍が位置するため，inferior pedicle と Inverted-T pattern の組み合わせとした。放射線治療終了から1年目に，対称性を得るために右乳房縮小術を施行した症例を提示する（図7）。

Tips

腫瘍が NAC より尾側の BD 領域に存在する inferior quadrant の症例では，superior pedicle と Inverted-T pattern の組み合わせが適応になる（図8）。乳房部分切除後の欠損は左右の乳腺弁で充填し，NAC の位置は頭側方向に動かすように Inverted-T の皮弁を挙上して縫合する。

デザインのポイントとして，欠損部の充填のための乳腺弁の移動と，新しい位置に NAC をもってくるための皮弁挙上とを分けて考えるとイメージしやすい。

まとめ

本稿で述べた手術操作は，Oncoplastic breast reduction の一つであり，アジア人にくらべて乳房サイズの大きい欧米諸国からは数多くの術式が報告されている。国内では，整容目的の乳房縮小術の施行件数は，他の美容外科手術とくらべて少ないため，基本となる乳房縮小術を実際にみる機会はほとんどないと思われる。Oncoplastic breast reduction を含め，海外の医療施設での手術見学やライブサージャリーなどをみて学ぶことが必要と思われる。

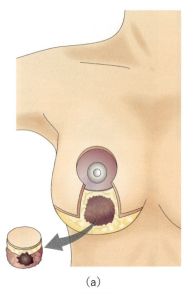 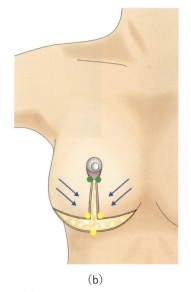 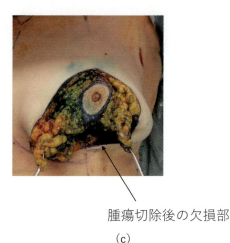

腫瘍切除後の欠損部

図8 inferior quadrant の腫瘍に対する superior pedicle と Inverted-T pattern の組み合わせ
(a) 術前のエコー下のマーキングに沿って，腫瘍の切除をする。
(b) 左右の乳腺弁を寄せて欠損部を充填する。
(c) 乳腺弁を挙上した術中写真。

文献

1) Purohit S: Reduction mammoplasty. *Indian J Plast Surg* 2008; 41: S64-S79.
2) Hall-Findlay EJ, Shestak KC: Breast Reduction. *Plast Reconstr Surg* 2015; 136: 531-44.
3) Colohan SM, Massenburg BB, Gougoutas AL: Breast Reduction: Surgical Techniques with an Emphasis on Evidence-Based Practice and Outcomes. *Plast Reconstr Surg* 2020; 146: 339-50.
4) van Deventer PV, Graewe FR: The Blood Supply of the Breast Revisited. *Plast Reconstr Surg* 2016; 137: 1388-97.
5) van Deventer PV, Page BJ, Graewe FR: The safety of pedicles in breast reduction and mastopexy procedures. *Aeshtetic Plast Surg* 2008; 32: 307T2.
6) Zheng H, Su Y, Zheng M, et al: Computed Tomographic Angiography-Based Characterization of Source Blood Vessels for Nipple-Areola Complex Perfusion in Hypertrophic Breasts. *Aeshtetic Plast Surg* 2017; 41: 524-30.
7) McCulley SJ, Macmillan RD: Planning and use of therapeutic mammoplasty-Nottingham approach. *Br J Plast Surg* 2005; 58: 889-901.
8) Kronowitz SJ, Kuerer HM, Buchholz TA, et al: A management algorithm and practical oncoplastic surgical techniques for repairing partial mastectomy defects. *Plast Reconstr Surg* 2008; 122: 1631-47.
9) Losken A, Hamdi M: Partial breast reconstruction: current perspectives. *Plast Reconstr Surg* 2009; 124: 722-36.
10) Malka I, Villet R, Fitoussi A, et al: Oncoplastic conservative treatment for breast cancer (part 3): Techniques for the upper quadrants. *J Visc Surg* 2010; 147: 365-72.
11) Iwuchukwu OC, Harvey JR, Dordea M, et al: The role of oncoplastic therapeutic mammoplasty in breast cancer surgery-a review. *Surg Oncol* 2012; 21: 133-41.
12) Liu D, Wu M, Xu X, et al: Risk Factors and Complications in Reduction Mammaplasty: A Systematic Review and Meta-analysis. *Aesthetic Plast Surg* 2023; published online 30 May.
13) Li Z, Qian B, Wang Z, et al: Vertical Scar Versus Inverted-T Scar Reduction Mammaplasty: A Meta-Analysis and Systematic Review. *Aesthetic Plast Surg* 2021; 45: 1385-96.
14) Schaverien MV, Deigni OA, Adamson KA, et al: Complications of Wise-Pattern Compared With Vertical Scar Mastopexy/Breast Reduction in Oncoplastic Breast-Conserving Surgery. *Ann Plast Surg* 2020; 85: 601-7.
15) Macmillan RD, McCulley SJ: Oncoplastic Breast Surgery: What, When and for Whom?. *Curr Breast Cancer Rep* 2016; 8: 112-7.

IV. Volume replacement：ステップ 1

Abdominal advancement flap & modified abdominal advancement flap

小川　朋子[1]

要旨

　Abdominal advancement flap（以下 AAF）および modified AAF は，ドナー部位へのダメージが少ない volume replacement technique である。この手技は乳房の下部および，外側部分の乳房部分切除後の欠損部充填に用いることができる。AAF と modified AAF は，上腹部の皮膚を引き上げ，胸壁か残存乳腺に固定することによって新しい乳房下溝線を形成し，乳房の形を作る。どちらの手技もシンプルな方法であり，脂肪壊死などの合併症を引き起こす可能性が低い手技である。

はじめに

　今回の OPBCS ステップアップガイドでは，Volume replacement をステップ 1 と 2 に分けた。ステップ 1 ではおもに乳房外の周辺組織を transposition flap や advancement flap のような局所弁として欠損部に充填する方法で，一般的には donor-site に近接した小範囲の欠損部の充填として使用される。

　本稿では，以上の手技のなかから，Volume replacement ステップ 1 の abdominal advancement flap（以下 AAF）および modified AAF の手技について述べる。

概念

　AAF は，本来の乳房下溝線（inframammary fold，以下 IMF）より尾側の皮膚・皮下脂肪織を頭側に引き上げて用いる flap である。この flap は，乳房切除後の人工物や自家組織による乳房再建術の際，不足した皮膚やボリュームを補い，IMF をきれいに再建するために古くから形成外科領域で報告されてきた手技である。

　得られるボリュームは多くないが，上腹部の皮膚と皮下脂肪を数 cm 引き上げることは手技的に容易で，合併症も起こりにくく，また乳房の形態で重要な IMF をきれいに形成することができるので，われわれはこの手技を乳房部分切除時の欠損部充填に応用してきた（図 1, 2）[1,2]。上腹部の皮膚・皮下脂肪織だけでなく，乳房外側の皮膚・皮下脂肪織も乳房方向へ引き寄せて用いることができるため，この手技は乳房下部領域だけでなく，乳房外側領域の欠損部充填にも応用することができる（lateral advancement flap）[3]。

　さらにわれわれは modified AAF を考案し，最近はよく行っている。AAF では，乳房部分切除時の皮下剝離をそのまま IMF より尾側まで行い，上腹部の皮膚・皮下脂肪織を引き上げるために新しい IMF（neo-IMF）にかけた糸を胸壁に固定する（図 2）が，modified AAF は乳房部分切除後の欠損部から大胸筋前面を剝離していき，neo-IMF にかけた糸を頭側断端の乳腺組織と縫合する方法である（図 3）。Modified AAF は，IMF を作成しつつ，頭側の乳腺組織を引き下げ，引き上げた上腹部の皮膚・皮下脂肪織とともに欠損部の充填が行えるので，AAF よりもさらにシンプルな手技である。

　本項では，乳房部分切除時の欠損部充填に用いる AAF および modified AAF について紹介する。

適応

AAF

　乳房上内側部の部分切除以外は適応となる。

　基本的には，乳房部分切除の部位に下部領域が含まれる症例がよい適応である。

　充填できる量は乳房容積 10〜15％ 程度であるが，volume displacement technique を組み合わせることで，20％ 以上の欠損でも利用可能である。

[1] 伊勢赤十字病院乳腺外科

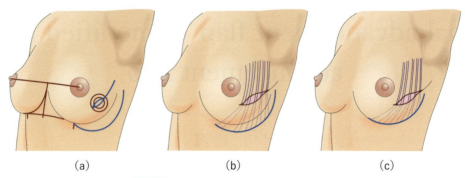

図1 AAF & modified AAF の概念
(a) 術前デザイン：IMFより尾側の皮膚・皮下組織を頭側に引き上げ，AAFとして用いる．IMFより尾側の青い線がneo-IMFとなる．このneo-IMFとほぼ平行になるように皮膚切開線（青線）を設定する．
(b) neo-IMFの真皮層に吸収糸をかけた状態．
(c) neo-IMFにかけた吸収糸を引き上げた状態．

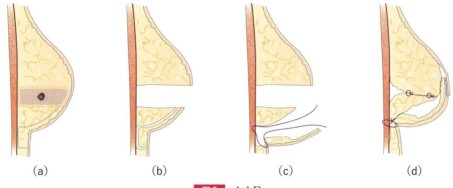

図2 AAF
(a) AAFの皮下剥離ライン．IMFより尾側はできるだけ皮膚側に脂肪をつけるように剥離を行う．青点線が剥離ライン．
(b) neo-IMFとなる部分で折れ返りやすいように，neo-IMFの皮下組織に横方向の切開を入れ，皮下組織を薄くしておく．
(c) neo-IMFの真皮層に確実に糸をかける．
(d) 真皮層にかけた糸を胸壁に固定する．引き上げたことで生じた余剰な皮膚は脱上皮化し（青線），頭側の皮膚を重ねる．脱上皮化した真皮によって頭側皮膚が部分切除部に落ち込むのを防ぎ，補填材料としての役割も果たす．

　腫瘍直上皮膚切除が必要な症例は，皮膚も補填できるためよい適応となる．
　皮下脂肪の薄い症例では得られるボリュームは少なくなるが，禁忌ではない．

Modified AAF

　AAFとほぼ同様であるが，皮下をほとんど剥離しないため，AAFでは術後脂肪壊死をきたす可能性のあるfatty breastは，modified AAFのよい適応である．
　IMFのラインをきれいに再現することがやや困難なため，IMFが正面からみえない下垂の強い乳房がより適している．
　当科では，最近は，かなりdenseな乳房以外はmodified AAFを行うことが多い．腹部の皮膚・皮下脂肪織をadvancement flapとして用いるという意味では，AAF, modified AAFは同じであるが，AAFでは周囲乳腺を授動して欠損部を閉鎖するという操作が必要であるのに対し，modified AAFは，頭側の乳腺を引き下げてneo-IMFの糸と縫合することで，IMFを作るのと同時に，欠損部を閉鎖することができる．AAFよりもより簡便で，脂肪壊死のリスクが少なく，さらに，断端陽性になった際も，術後1ヵ月前後の再手術なら，neo-IMFにかけた糸を外すだけで，すぐに断端の追加切除が施行でき，再度neo-IMFと頭側乳腺断端を縫合すれば，整容性も比較的良好に保たれる．

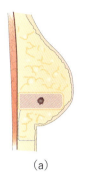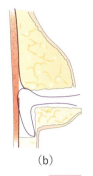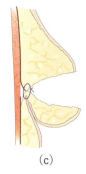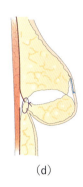

(a)　(b)　(c)　(d)

図3 Modified AAF

(a) 部分切除後，大胸筋前面を剥離し，neo-IMF となる部分で折れ返りやすいように，neo-IMF の皮下組織に横方向の切開を入れておく．青点線が剥離ライン．
(b) neo-IMF にかけた糸を，胸壁に固定するのではなく，切除した欠損部の頭側の残存乳腺にかける．
(c) neo-IMF と残存乳腺にかけた糸を結紮し，IMF を形成する．
(d) neo-IMF を形成するとともに，頭側の乳腺を引き下げて欠損部の充填を行う．引き上げたことで生じた余剰な皮膚は脱上皮化し（青線），頭側の皮膚を重ねる．

禁忌

AAF

Neo-IMF 作成のための十分な視野を得ることが困難な症例には適さない．具体的には，皮膚切開の位置が IMF からかなり離れている症例や，皮膚切開自体が小さい症例は避けるべきである．

IMF で皮膚切開を行う症例も，この手技は施行できない．

AAF は，欠損部を閉鎖するために通常の部分切除と同じような皮下剥離を必要とするため，下垂乳房や肥満体型には脂肪壊死をきたすリスクがあり，modified AAF を考慮すべきである．

Modified AAF

AAF とほぼ同様であるが，下垂乳房や肥満体型は禁忌ではなく，よい適応である．

術前デザイン（図1a）

AAF & modified AAF

仰臥位で切除予定範囲をマークし，この際，皮膚切除が必要な場合はその範囲もマークしておく．

立位（座位）で IMF のマークを行い，さらに IMF より尾側の皮膚と皮下脂肪織を引き上げて AAF として用いるため，IMF より 3～4cm 尾側に neo-IMF のラインもマークしておく．立位時の乳頭の高さも正中皮膚にマークしておく．

予定皮膚切開線は，AAF で引き上げるライン（neo-IMF）と平行に設定することが重要である．特に，引き上げた皮膚で乳房部分切除による皮膚欠損を補う場合は，皮膚切除のラインを neo-IMF と平行に設定しておかないと，引き上げた皮膚できれいに欠損部を補うことが困難となる．術前のデザインは非常に重要である．

コツ

Neo-IMF を作成するためには良好な視野が必要である．必要な視野を確保できる皮膚切開を予定する．

Neo-IMF の位置を決定する際は，立位で IMF 尾側の皮膚をつまみ，どのくらいの余剰皮膚・脂肪があるかを確認し，無理なく挙上できる幅とする．

AAF で確保できるボリュームは通常，乳房容積の 10～15％ 程度なので，欠損部が大きい場合は他の手技との併用や変更も考慮する．

手技

皮下剥離・乳房部分切除

AAF

術前デザインに沿って皮膚を切開し，皮下の剥離を行う．AAF を予定している場合は，この時点で部分切除に必要な部位までだけでなく，neo-IMF まで皮下剥離を行っておく．乳房部分切除後は残存乳房組織を固定しにくくなり皮下剥離がやりにくくなることと，広範に皮下を剥離しておいたほうが部分切除をしやすくなるからである．AAF では，IMF より尾側の

皮膚・皮下脂肪織はすべて乳房形成のボリュームとなるため，IMFより尾側の皮下脂肪はできるだけ皮膚側につけるように，筋膜上を剥離する（図2a, b）。皮下剥離を行ったのち，乳房部分切除を施行する。AAF, modified AAFを予定している症例は，通常良好な視野が確保されているので，乳房部分切除終了までは短時間で施行可能である。

Modified AAF

Modified AAFを予定している場合は，皮下剥離は最小限にとどめ，部分切除に必要な範囲までとしておく。

乳房部分切除後，切除部から大胸筋前面を，neo-IMFまで剥離しておく（図3a）。また，乳房形成を行う際に頭側の残存乳腺を引き下げられるように，頭側も大胸筋前面を広範に剥離しておく。

Neo-IMFの作成と乳房形成

AAF & modified AAF

温生食による洗浄，止血確認後，neo-IMFより尾側からドレーンを挿入し，neo-IMFの形成に移る。Neo-IMFとなる部位の皮下脂肪が厚いと折り返しが鈍角になってしまう。深く鋭角なneo-IMFを作成するため，皮下脂肪が厚い症例では，neo-IMFの位置の皮下脂肪層を横方向（正中から外側方向）に切開しておいてから吸収糸をかけて引き上げ固定すると，深く鋭角なIMFが作成できる（図2c, 3b）。基本的に，neo-IMF部の皮下脂肪を多めに残し，吸収糸も真皮層より少し深い皮下脂肪層にかけるとIMFは鈍角に再現され，皮下脂肪を薄くして糸を真皮層にかけると，IMFを鋭角に再現することができる。また，引き上げるneo-IMFの位置に正確に糸をかけるため，皮膚側から21G針を刺入して糸を誘導する方法を行うと確実にneo-IMFを引き上げることができるので，その方法について述べる（図4）。

Neo-IMFの作成方法

術前にマークしたneo-IMFに対し，まず，皮膚側から21G針を直角に刺入する（図4a）。なお，術前にマジックでマークしたneo-IMFのラインは，洗浄後消えてしまっていることが多いので，手術開始前に色素で皮膚に刺青しておき，この点をつなぐように皮膚ペンで再度neo-IMFのライン書いておく。つぎに内腔側から3-0のバイクリルCR®を21G針の中に通して皮膚側まで出す（図4b）。21G針を皮下まで引き抜き（図4c），針を寝かせて皮下（真皮層）に約1cm通す（図4d）。再度，21G針を皮膚に直角にして内腔側へ刺入する（図4e）。内腔側から21G針の中を通っている糸を引き出したのち（図4f），21G針を引き抜く（図4g）。以上の操作を約2cm間隔で繰り返してneo-IMF全長の皮下（真皮層）に糸をかけたのち，これらの糸をすべて頭側に牽引しながら頭側より用手的に圧をかけ，きれいなneo-IMFが作成できているかを確認する（図4h）。

AAF

Neo-IMFにかけた糸をそれぞれ胸壁へ結紮・固定してneo-IMFを作成する（図2c, d）。Flapをしっかり引き上げるために，可能であれば肋骨骨膜まで糸をかけて胸壁固定したほうがよいが，乳房外側では，前鋸筋や大胸筋に軽く固定するだけで自然なラインが作成できる。正面からみたとき，内側は特にラインがずれていると目立つので，注意が必要である。当科では，術前に対側のIMFの位置も立位でマークしておき，このラインを意識して固定しており，固定する前に，胸壁（筋肉）に皮膚ペンでマークしてその部に固定しているが，術後吸収糸が溶けると若干下がることがあるので，この固定部位は，立位でのマークよりやや頭側を意識している。少なくとも，対側より低くならないように固定する。

AAFでは，部分切除による欠損部の充填は，基本的に，通常の温存手術同様，欠損部の周囲乳腺・脂肪織を授動・縫合して閉鎖する。ただし，閉鎖するのみだと下部領域が平坦化するので，IMFより尾側の組織を引き上げてIMFをあらたに作成しつつ，下部領域のボリュームをもらってくるというのがAAFである（図2d）。したがって，この手技を開始した当初は，まず，欠損部を周囲乳腺・脂肪織で閉鎖してからneo-IMFの作成を行っていた。しかし，先にneo-IMFを作成して，全体の形をみながら欠損部の充填を周囲組織で行ったほうが充填しやすく，でき上がりもきれいになるので，現在は先にneo-IMFを作成し，その後，部分切除部周囲の乳腺を適宜授動して欠損部を閉鎖している。

Neo-IMFを作成後，乳房部分切除部周囲の乳腺・脂肪織を授動し，横に開いた腕を閉じ，立位でマークした位置に乳頭の高さを合わせるように頭側から圧迫を加えるなどした状態で欠損部を閉鎖し，乳房を形成する。

Modified AAF

まず，横に開いた腕を閉じ，頭側から圧迫を加え立位でマークした位置に乳頭の高さを合わせた状態で，neo-IMFにかけた糸と頭側の乳腺を縫合してneo-

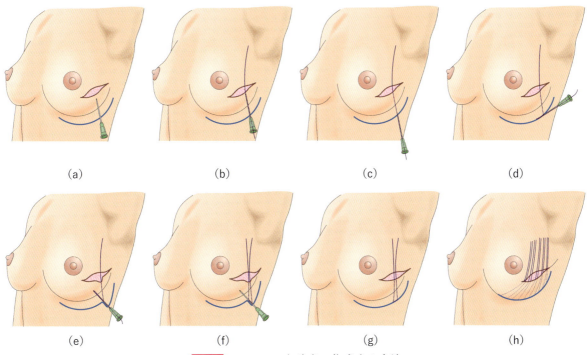

図4 neo-IMF を確実に作成する方法

(a) 皮膚側から 21G 針を刺入する。
(b) 21G 針の中に内腔側から皮膚側へ 3-0 バイクリル CR® を通す。
(c) 21G 針を皮下まで引き抜く。
(d) 21G 針を寝かして，皮下（真皮層）に約 1cm 通す。
(e) 再度，21G 針を皮膚に直角にして内腔側へ刺入する。
(f) 内腔側から 21G 針の中を通っている糸を引き出す。
(g) 21G 針を引き抜く。
(h) neo-IMF 全長の皮下に糸をかけたのち，これらの糸をすべて頭側に牽引し，きれいな neo-IMF が作成できているかを確認する。

IMF を作成する（図3b, c）。

AAF では，部分切除の欠損部は周囲の乳腺を授動して閉鎖するが，modified AAF は，neo-IMF にかけたバイクリル CR® と頭側の乳腺を縫合することで，neo-IMF を形成するとともに，欠損部の充填を行う手技である。Modified AAF では，neo-IMF 作成時に，頭側の乳腺断端を引き下げ，上腹部の皮膚・皮下脂肪をもち上げてくるため，neo-IMF を作成した時点でかなり欠損部は小さくなっている。ただし，奥（大胸筋前面）で寄ってきているだけで皮膚側にはスペースがあるので，皮膚が落ち込まないように，皮膚側の断端も軽く寄せて閉鎖し，乳房の形を整える。頭側の皮下剥離はほとんど行っていないため，引き下げた際や皮膚側の乳腺断端を縫合した際に皮膚に目立つくぼみがあれば，皮下剥離を少し追加する。ただし，脂肪壊死をきたさないように，皮下剥離は最小限にとどめておく。

コツ

AAF は通常の部分切除同様，周囲の乳腺を授動して欠損部を閉鎖し，そこに neo-IMF 形成を追加する手技，modified AAF は neo-IMF 作成と同時に欠損部の充填を行うという手技であり，欠損部の充填方法についてはまったく異なる手技である。しかし，乳房形成を行う前に横に開いた腕を閉じることで，術後の腕を下ろした状態に近づき，また，頭側の乳腺断端が尾側に下りてきやすくなるので，どちらの手技でもこの操作は非常に重要である。また，きれいな neo-IMF や乳房の形を形成するために，胸壁や頭側の乳腺に糸を固定する前や乳房形成の際は，座位にするか頭側からしっかり圧迫して乳頭を立位の高さに合わせて IMF のラインや乳房の形を確認することも重要である。

下垂が強い症例ではもともとの IMF の皮下脂肪織に線維化が起こって硬くなっていることがある。このような症例は，neo-IMF を引き上げても元の IMF のラインが残ってくぼみをつくってしまう（図5a, b）。この線維の層を縦方向に複数ヵ所切開しておくと（図5c），乳房下部領域の自然な丸みを作ることができる。

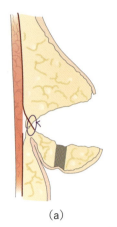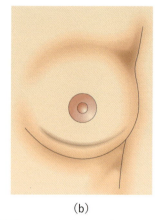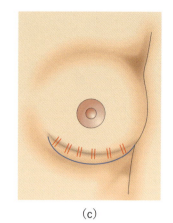

図5 乳房下部領域に自然な丸みを作る方法

(a, b) IMFの皮下が線維化して硬くなっている（斜線部）症例では，neo-IMFを引き上げても元のIMFのラインが伸びず，凹みを作ってしまう。

(c) IMFと平行に横に走っている線維を縦方向に複数ヵ所切開することで，元のIMF部が軟らかく伸び，自然な丸みが形成できる。

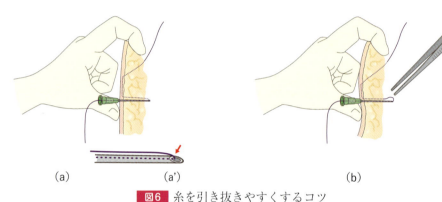

図6 糸を引き抜きやすくするコツ

(a) 内腔へ戻した針に緊張がかかった状態。糸を引き抜きにくい。
(a') 針の端（赤矢印部）で糸が擦れて，切れやすくなることがある。
(b) 針を刺している術者が，皮膚側から針をもっている手とは逆の母指で21G針刺入部近傍の皮膚を押してやると針先の糸が緩んで，糸を引き抜きやすくなる。

21G針の中に糸を通す際，糸が湿っていると通しにくいので，糸を湿らさないように注意する。また，コーティングされていない糸だとすぐに湿ってしまうため，われわれは必ずバイクリルCR®を用いている。

真皮層に糸をかけ内腔へ戻した針から糸を引き抜くときは，糸に緊張がかかった状態だと助手は糸を引き抜きにくい（図6a）。この際，針を刺している術者が，皮膚側から針をもっている手とは逆の母指で21G針刺入部近傍の皮膚を押してやると針先の糸が緩んで（図6b），糸を引き抜きやすくなる。

21G針を内腔側へ直角に刺入し，その針から糸を引き出す際，糸が針の端（図6a'の赤矢印部）で擦れて傷ついてしまうことがある。縫合する際に糸が切れてしまうといけないので，針の糸が引っかかる部位をあらかじめフックなどで潰しておくか，糸が擦れてし

まったときは，その部分が縫合部近くにいかないように留意して結紮する。

なおドレーンは，neo-IMF作成後にneo-IMFより尾側から挿入するのはむずかしいので，neo-IMF作成前に挿入しておく。

縫合

AAF & modified AAF

皮膚切除を行った症例では，皮膚は通常どおり真皮の結節埋没縫合を行う。しかし，皮膚切除が不要な場合，皮膚も吊り上げているので，そのまま縫合すると皮膚が余ってシワになってしまう。皮膚が余った場合は，脱上皮化して頭側皮膚と重ねると，ボリュームとして役立つだけでなく，手術創部の落ち込みによるシ

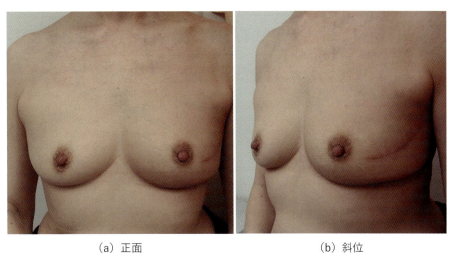

(a) 正面　　　　　　　　　(b) 斜位

図7　Modified AAF を施行した症例の術後 10ヵ月

ワを防止することができる（図 2d, 3d）。

術後（図7）

通常どおり，創部が落ちついたら，放射線治療や薬物療法などの補助療法を施行する。適切な下着の着用は IMF をきれいに保つことに有用であり，診察時には，乳房についた下着痕をチェックし，指導することも重要である。

Pitfall

AAF は脂肪壊死などの合併症が少なく，ドナーサイトへの負担も少ない volume replacement technique であるが，得られるボリュームは乳房容積の 10～15％程度と少なく，IMF より尾側の皮膚・皮下脂肪織にかなり余裕のある症例でも，せいぜい 20％程度である。術前に切除量をしっかりと評価し，20％をこえる切除量の場合は他の方法を考慮するか，他の手技を併施することを考慮すべきである。

Tips

AAF の手技は十分な視野が得られる症例であれば，ほとんどの症例に使用可能である。AAF 単独で充填できるボリュームは少ないが，他の手技と組み合わせて使用することが容易であることから，われわれはしばしば他の volume displacement technique と組み合わせて利用している。十分な視野の確保が可能である lateral mammoplasty, medial mammoplasty, modified round block technique, medial mammoplasty, B-plas-ty などの volume displacement technique を AAF と組み合わせることで，20％以上の切除を要する症例でも良好な整容性を得ることが可能となる[4,5]。特に modified AAF は，ほとんど残存乳腺の授動を行う必要がなく，neo-IMF を作成しながら欠損部の充填が行える非常にシンプルな手技である。脂肪壊死をきたしやすい脂肪性の乳房や，下垂の強い乳房が最もよい適応であることから，コツさえ押さえれば，脂肪壊死などの合併症は起こしにくく，容易に良好な整容性が得られる有用な手技である。

文　献

1) 小川朋子，畑川恵里奈：乳房温存オンコプラスティックサージャリーステップアップガイド－ Volume replacement：ステップ1　Abdominal advancement flap and modified abdominal advancement flap. *Oncoplast Breast Surg* 2022; 7: 53-60.
2) Ogawa T, Hanamura N, Yamashita M, et al: Abdominal advancement flap as oncoplastic breast conservation: report of seven cases and their cosmetic results. *J Breast Cancer* 2013; 16: 236-43.
3) 田邊　匠，武者信行，森岡伸浩，ほか：乳房外側領域癌に対する Oncoplastic Surgery －有茎脂肪弁と前進皮弁－. *Oncoplast Breast Surg* 2019; 4: 106-12.
4) Ogawa T, Hanamura N: Oncoplastic surgery combining abdominal advancement flaps with volume displacement techniques to breast-conserving surgery for small- to medium-sized breasts. *Breast Cancer* 2016; 23: 932-8.
5) 花村典子，岡南裕子，野呂　綾，ほか：広範な皮膚切除が必要な症例の乳房温存手術～ B-plasty と abdominal advancement flap を組み合わせた oncoplastic surgery ～. *Oncoplast Breast Surg* 2017; 2: 84-90.

IV. Volume replacement：ステップ1

胸背皮膚脂肪筋膜弁（thoracodorsal adipofascial cutaneous flap）による補填術

喜島　祐子[1]

要旨

胸背皮膚脂肪筋膜弁（thoracodorsal adipofascial cutaneous flap）による補填法は，OPBCS Volume replacement ステップ1の手技である．乳房外側切開部より病変部へ到達し乳房部分切除を実施する．切開部位皮膚を手裏剣型に脱上皮し，皮下脂肪，広背筋筋膜を付着させた胸背皮膚脂肪筋膜弁を乳腺欠損部分に補填する．乳房外側病変の部分切除時に用いられる．胸壁から剥離する面積を最小限にして欠損部分へローテーションすることが肝要である．

はじめに

OPBCSステップアップガイドでは，volume replacement も充填できる組織量と難易度を加味してステップ1とステップ2に分類した．ステップ1はおもに乳房外の周辺組織を transposition flap や advancement flap のような局所弁として欠損部に充填する方法で，一般的には donor-site に近接した小範囲の欠損部の充填として使用される．

本稿では，ステップ1の手技として，胸背皮膚脂肪筋膜弁（thoracodorsal adipofascial cutaneous flap）を transposition flap として補填する手技を紹介する．

概念

乳房C区域，CD区域の乳房部分切除では，乳房外組織を利用した volume replacement が，内側領域に比較すると実施が容易である．わが国でも，広背筋皮弁や thoracoaxillar dermal fat flap, lateral tissue flap などによる volume replacement が報告されてきた．

本術式は，乳房外側縁に描いた変形三角形（手裏剣型）皮膚を脱上皮し，乳房外の側胸部皮下脂肪に広背筋筋膜を付着させた胸背皮膚脂肪筋膜弁を transposition flap として補填材料に用いる volume replacement である．

適応

C，CD区域病変．

欠損部が，左乳房12〜4時方向，右乳房8〜12時方向に位置する症例．

欠損範囲が全乳房の1/3以下の症例．

禁忌

非常にやせた症例．

術前の観察・マーキング・デザイン

下垂のない乳房のC区域乳癌症例を図1に示す．立位で乳房のサイズ・形の左右差，乳頭乳輪の位置を確認する．本症例は，BD区域のボリュームに差があり，乳房下溝線の位置および乳頭乳輪の位置に左右差がない．手術体位で，術前画像（CT，MRI）を加味したうえで，超音波にて病変部をマーキングする．ついで切除範囲を決定する（図2黒点線）．立位で乳房下溝線の位置をマーキングする（図3）．乳房下溝線より5mmほど足側に円弧を描く（図4）．このラインが手術終了時の乳房下溝線となる．乳房下溝線から乳房外縁に沿ったラインを頭側へ延長する（図5）．延ばしたラインが長辺となる変形三角形（手裏剣型）を外側に描く（図6）．この形を描くことで，乳房外縁の閉創部の長さが等しくなる．乳腺切除ラインから，中腋窩線より背側にいたる"つ"の字を描く（図7）．

[1] 藤田医科大学医学部乳腺外科学講座

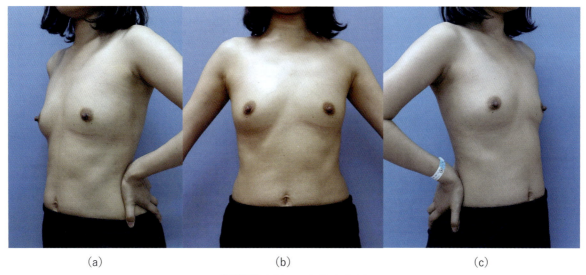

図1 症例1 左乳癌症例
立位にて，乳房下溝線の位置や，乳頭位置を確認する。
本症例はBD区域のボリュームに差があり，乳房サイズが右＞左となっている。

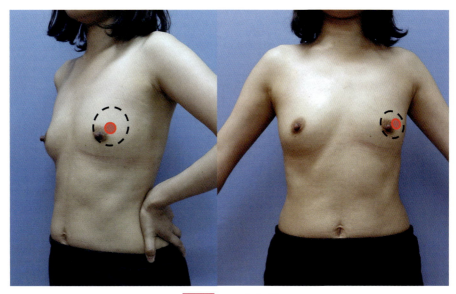

図2 マーキング
手術体位で超音波にて病変部分および切除範囲をマーキングする。

変形三角形（手裏剣型）の実線部分の皮膚は全層で切開する。脱上皮した部分を胸背皮膚脂肪筋膜弁に付着させるため，閉創跡はT字になる（図8）。

手技

皮膚切開に先んじて，変形三角形の皮膚を脱上皮する（図9a, b）。乳房外側縁の実線部分を切開し，乳房部分切除範囲の円柱状部分切除を行う（図9c）。術中病理検査にて断端陰性，センチネルリンパ節転移陰性を確認する（図9d）。乳房下溝線より足側に描いた円弧に沿って内側真皮に2-0PDSをかけ，それを牽引して左右対称となる位置を確認しながら，胸壁に固定せずに結紮する（図9e〜g, 10）。変形三角形の残りの辺を皮膚全層で切開し，背側に皮下剥離を進める。遠位端で深部にいたり，広背筋の筋膜を付着させつつ，内側へ筋膜下の剥離を進める。"つ"の字に沿って皮下脂肪から筋膜までを全層で切開するが，乳頭より足側の背面はなるべく剥離せず，裏側の剥離は乳頭より頭側のみにとどめておく。欠損部分へは胸背皮膚脂肪筋膜弁の頭側1/2全体と，足側1/2の表面部分を滑らせるようにして授動をする（図9h, i）。胸背皮膚脂肪筋膜弁と乳腺断端を数ヵ所縫合する。胸背皮膚脂肪筋膜弁の足側1/2の背側は胸壁に付着しているため，

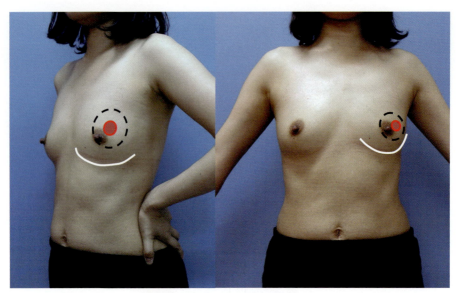
図3 立位で乳房下溝線を描く。

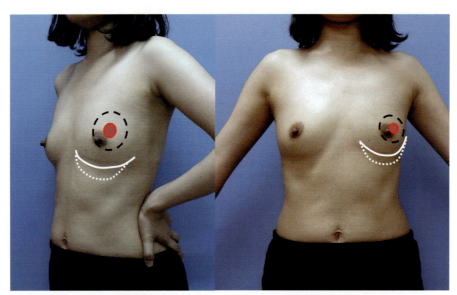
図4 乳房下溝線より足側に円弧を描く。

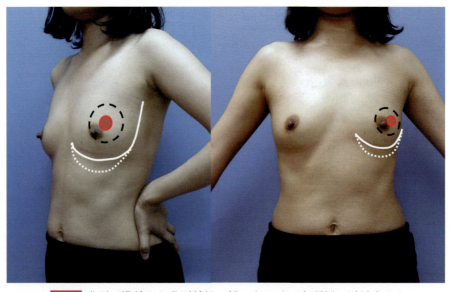
図5 乳房下溝線から乳房外縁に沿ったラインを頭側へ延長する。

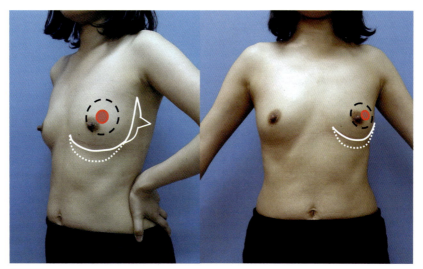

図6 延ばしたラインが長辺となる変形三角形（手裏剣型）を外側に描く。

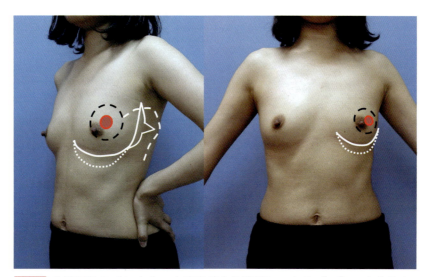

図7 乳腺切除ラインから，中腋窩線より背側にいたる"つ"の字を描く。

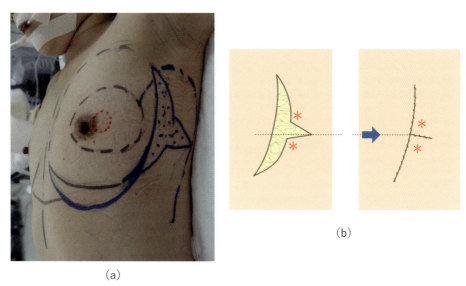

図8
(a) 変形三角形（手裏剣型）の実線部分が切開線となる。
(b) 脱上皮した部分（ドット）は胸背皮膚脂肪筋膜弁に付着させるため，閉創跡はT字となる。

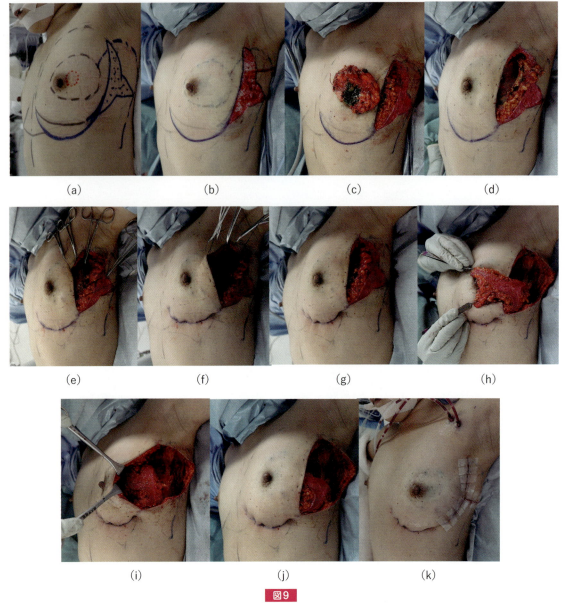

(a) デザイン。
(b) 変形三角形部を脱上皮する。
(c) 三角形長辺を全層で切開し，円柱状部分切除を実施する。
(d) 断端陰性・センチネルリンパ節転移陰性を確認する。
(e-g) 乳房下溝線を作成する。4 針をかけ頭側に挙上し，左右対称となる位置を術中に確認して結紮する。
(h) 変形三角形の残りの辺を全層で切開し，背側に剥離を進める。遠位端で深部にいたり，背側に広背筋筋膜を付着させて剥離する。
(i) 乳腺欠損部へ胸背皮膚脂肪筋膜弁を授動する。背側は胸壁から剥離する面積を最小限にとどめる。
(j) 胸背皮膚脂肪筋膜弁端を乳腺断端へ縫合する。
(k) 閉創。

欠損部に縫合したあとでも，一見乳房外背側にボリュームが出ているようにみえる（図 9j）。背側の皮膚（図 8b ＊部）縁を乳房外側ラインとなるように胸壁に縫着し，胸背皮膚脂肪筋膜弁の表面組織を乳房側へ充填して閉創する（図 9k）。本症例の術前，術後の仰臥位像を示す（図 11）。

■ Tips

本症例の術後 4 年の状態を図 12 に示す。乳房ボリューム，乳頭位置は左右対称性が保たれている。やせた症例を図 13 に示す。CD 区域乳癌区域補填を行った症例を図 14 に示す。胸背皮膚脂肪筋膜弁に付着さ

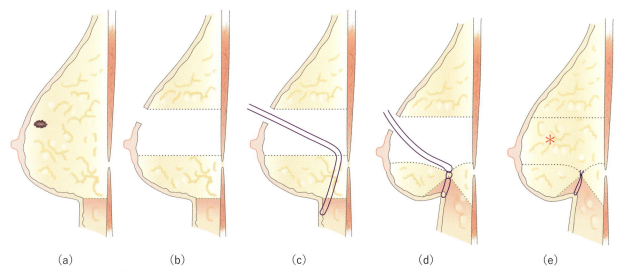

図10 Volume replacementと乳房下溝線再現の図（文献7より引用・改変）
(a) 乳房下溝線を緑点線で表示している。
(b) 円柱状部分切除後（乳輪縁切開を行った場合を図示している）。
(c) 乳房下溝線真皮側の糸を頭側へ牽引する。
(d) cの糸を胸壁に固定せずに結紮する。
(e) 胸背皮膚脂肪筋膜弁（＊）によるvolume replacement後。

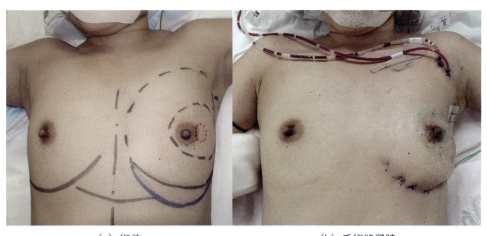

(a) 術前　　　　　　　　　　(b) 手術終了時

図11 仰臥位所見

せる真皮を三日月型としていた時期の症例である。閉創時に異なる長さの円弧を縫合するため，縫合部にわずかにギャザーが残っている。これらの経験から筆者らは，水平方向に数センチの癒痕が残るものの，縫い合わせる長さが等しくなる，変形三角形の頂点が末梢に延びるため，胸背皮膚脂肪筋膜弁の遠位端の処理がしやすくなる，などの理由から，現在では付着させる真皮の形状を変形三角形（手裏剣型）と改変して実施している[1-4]。

本手技は，術前および術中に責任血管を同定しないランダムフラップによる補填で，乳腺外科医にとっては比較的導入しやすいと考えられる。筆者らの検討では，ICGを静注し赤外線カメラで観察すると，前鋸筋表面より多数の血管が胸背皮膚脂肪筋膜弁背面に入り背面全体が染色され，表面の観察においては，付着させた真皮が良好に染色されることが確認された（**図15**）[5]。乳房下溝線から乳房外縁に沿った部位に多くの穿通枝があることが報告されているため，この部位の背面の剥離を行わないことは肝要である[6]。

乳房下溝線作成については，C区域の部分切除後に乳房下溝線部が鈍角になってしまう症例も経験していたことから，胸背皮膚脂肪筋膜弁補填時に併用してい

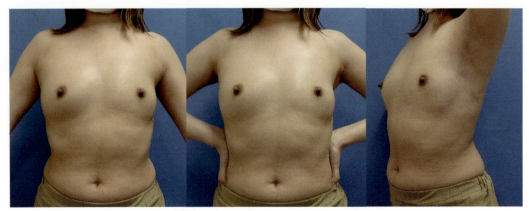

図12 症例1　術後4年の肉眼所見。

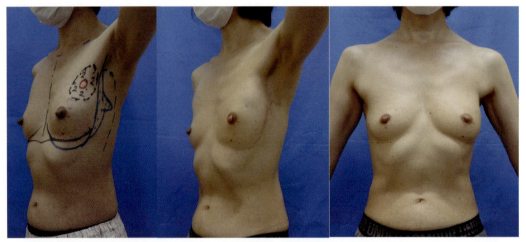

(a) 術前デザイン　　　　(b) 術後2年　　　　(c) 術後2年

図13 やせた症例　術前デザインと術後2年の肉眼所見。

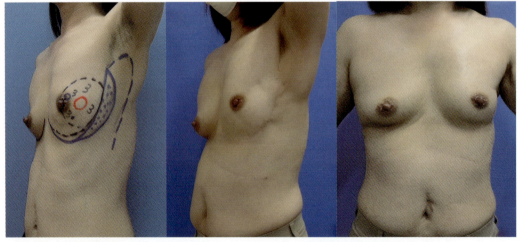

(a) 術前デザイン　　　　(b) 術後7年　　　　(c) 術後7年

図14 CD区域補填症例　術前デザインと術後7年の肉眼所見。

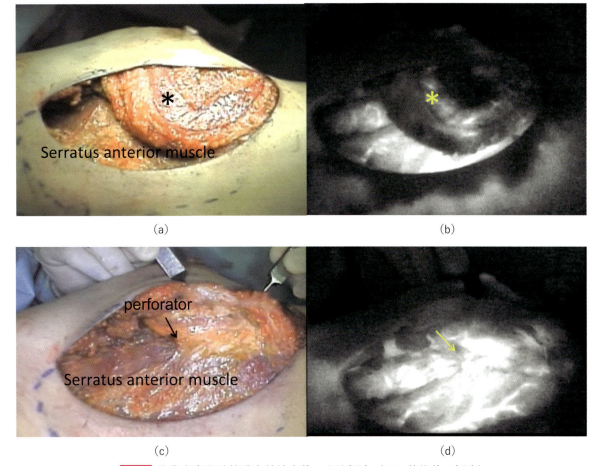

図15 胸背皮膚脂肪筋膜弁補填直後の血流観察（ICG 静注後の観察）
(a, b) 胸背皮膚脂肪筋膜弁表面の真皮（＊）部が造影されている。
(c, d) 胸背皮膚脂肪筋膜弁背面の観察。前鋸筋表面より出ている穿通枝が確認できる（矢印）。早期に胸背皮膚脂肪筋膜弁裏面全体が染色された。

る[3,7]。真の乳房下溝線部に糸をかけて牽引すると，鋭角な乳房下溝線は作成されるものの，位置が頭側に偏位してしまう。そのため，10〜15mm 足側の皮膚にラインを描き，手術中に対側の乳房下溝線と対称となる位置に挙上・調整することが肝要と考え実施している。ほとんどの症例で，作成した乳房下溝線は対側と対称な位置，角度が保たれている。まれに挙上したラインが不明瞭になってしまう症例を経験する。今後長期的データを報告していく予定である。

センチネルリンパ節生検や腋窩リンパ節郭清は，皮膚切開線を延長することなく同一の皮膚切開より実施する。胸背皮膚脂肪筋膜弁を構成する脂肪組織は広背筋より浅い層のものなので，腋窩リンパ節郭清症例でも，volume replacement に必要なボリュームの組織を採取，授動，補填することができる。

術後の観察において，充填部の皮下に限局した硬結を触知することがある。乳房部分切除後の再発と囊胞変性（oil cyst），石灰化，肉芽組織を鑑別するために，経時的な画像検査（US）が有用である。

おわりに

乳頭乳輪が頭側・外側へ偏位するのを防ぐ目的で，C および CD 区域病変に対応可能な胸背皮膚脂肪筋膜弁を用いた volume replacement について解説した。

文 献

1) Kijima Y, Yoshinaka H, Funasako Y, et al: Immediate reconstruction using thoracodorsal adipofascial flap after partial mastectomy. *Breas* 2009; 18: 126-9.
2) Kijima Y, Yoshinaka H, Hirata M, et al: Immediate reconstruction using a modified thoracodorsal adipofascial cutaneous flap after partial mastectomy. *Breast* 2021; 20: 464-7.
3) Hirata M, Toda H, Higo N, et al: Modification of oncoplastic breast surgery with immediate volume replacement using a thorafodorsal adipofascial flap. *Breast Cancer* 2022; 29: 531-40.
4) Kijima Y, Yoshinaka H, Hirata M, et al: Histological findings of a local adipofascial flap that was implant-

ed during breast conserving surgery. *Mod Plast Surg* 2013; 3: 43-6.
5) Kijima Y, Yoshinaka H, Hirata M, et al: Oncoplastic surgery combining partial mastectomy and immediate volume replacement using a thoracodorsal adipofascial flap with a crescent-shaped dermis. *Surg Today* 2014; 44: 2098-105.
6) 藤本浩司: 乳腺外科医によるオンコプラスティックサージャリー. *PEPARS* 2022; 183: 90-100.
7) Kijima Y, Hirata M, Higo N, et al: Oncoplastic breast surgery combining partial mastectomy with resection of double equilateral triangular skin flap. *Surg Today* 2022; 52: 514-8.

IV. Volume replacement：ステップ 1

乳房下溝線部脂肪筋膜弁
(inframammary adipofascial flap)

小川　朋子[1]

要旨

乳房下溝線部脂肪筋膜弁（inframammary adipofascial flap，以下 IAF）は，OPBCS Volume replacement ステップ1の手技に分類される。IAF は乳房下部の比較的大きな乳房部分切除後の欠損部充填に用いることができる volume replacement technique である。この手技は，乳房下溝線より尾側の上腹部皮下脂肪織に筋膜をつけた脂肪筋膜弁を舌状に起こし乳房マウンドとして用いる。脂肪性の乳房や高齢者は脂肪壊死のリスクが高いため，原則禁忌である。適応を厳選し，flap に乳房下溝線部の真皮をつけることで，術後合併症の脂肪壊死をきたしにくくなる。乳房部分切除と同じ手術創から脂肪筋膜弁を採取できるので，あらたな傷を増やす必要のない有用な手技である。

■ はじめに

今回の OPBCS ステップアップガイドでは，Volume replacement をステップ1と2に分けた。ステップ1ではおもに乳房外の周辺組織を transposition flap や advancement flap のような局所弁として欠損部に充填する方法で，一般的には donor-site に近接した小範囲の欠損部の充填として使用される。

本稿では，Volume replacement ステップ1の手技のなかから turn over flap として欠損部を補填する乳房下溝線部脂肪筋膜弁の手技について述べる。

■ 概念

乳房下溝線部脂肪筋膜弁は小さな乳房の subcutaneous mastectomy 後の乳房再建法として1992年に酒井ら[1,2]が報告した方法であり，乳房下溝線より尾側の上腹部皮下脂肪織に筋膜をつけた脂肪筋膜弁を舌状に起こし乳房マウンドとして用いる手技である。この方法は小さな乳房が作成できるくらいのボリュームが得られ，術中の体位変換や血管吻合などの手技も必要なく，乳腺外科医のみでも施行可能なことから，下部領域乳癌に対する比較的大きな乳房部分切除後の再建にも使用可能である（図1）[3-7]。この flap への血流は肋間の穿通枝から供給されており[1]，この flap が最初に報告された1992年当初は乳房温存手術に対し穿通枝皮弁を用いるという概念はなかったが，現在，volume replacement technique の手技として，穿通枝皮弁 [intercostal artery perforator（ICAP）flaps][8,9]が普及してきており，乳房下溝線部脂肪筋膜弁は ICAP flap の一つである anterior intercostal perforator flap（AICAP）とほぼ同じ手技ということになる。ただし，AICAP では通常，穿通枝を術中に確認，テーピングして flap を挙上してくるため，flap の自由度は高いが，この操作を乳腺外科医単独で行うのはやや困難である。しかし，乳房下溝線部脂肪筋膜弁は，乳房下溝線から尾側2〜3cm の部位を胸壁から剥離せず，穿通枝が入る手前で flap を反転させるため，血管の温存に慣れていない乳腺外科医のみでも比較的容易に行える手技と考えられる。なお，乳房下溝線部脂肪筋膜弁は穿通枝皮弁と異なり，筋膜をつけて脂肪筋膜弁として用いているが，これは，筋膜をつけることで flap がしっかりするため採取が容易となり，残存乳腺との縫合も行いやすくなるからである。

ただし，長期の観察例が出てくるにしたがって，術後，脂肪筋膜弁の脂肪壊死を経験するようになった。脂肪壊死をきたさないためには皮弁の血流を確保することが重要であると考え，穿通枝皮弁では通常，脱上皮した皮膚を flap につけていることから，われわれも，2015年からは脱上皮した三日月状の皮膚を脂肪筋膜弁につけ，より血流の保たれた皮弁にする手技へ改良した（図2,3）[10]。脱上皮した三日月状の皮膚を flap

[1] 伊勢赤十字病院乳腺外科

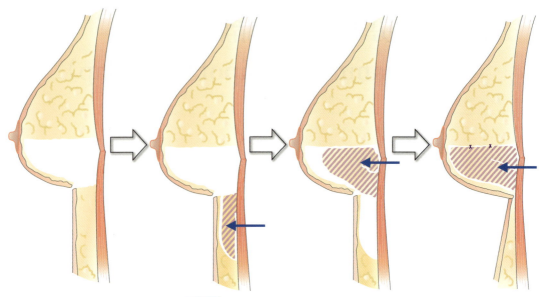

図1 乳房下溝線部脂肪筋膜弁
乳房下溝線より尾側の皮下脂肪に筋膜をつけて採取し、欠損部へ充填する。
青矢印：脂肪筋膜弁

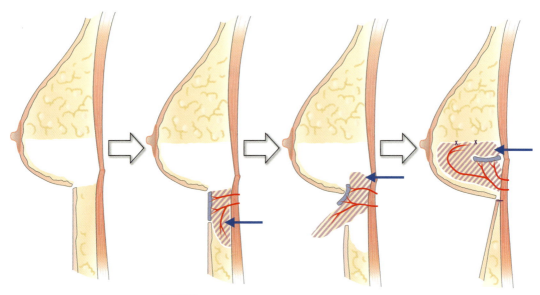

図2 改良した乳房下溝線部脂肪筋膜弁
乳房下溝線より2〜3cm尾側の上腹部（脂肪筋膜弁に穿通枝が入る部位）の皮膚を
三日月状に脱上皮して、脂肪筋膜弁に付加する。
青矢印：脂肪筋膜弁

につける改良した手技（inframammary adipofascial flap with crescent dermis）とすることで、確実に穿通枝がflapに入ってくる部位の胸壁付着部を温存でき、flapの採取も容易となり、また脱上皮した皮膚を一部残すことでボリュームの補填にも役立っている。

本項では、改良した乳房下溝線部脂肪筋膜弁を中心に紹介する。

■ 適応・禁忌

基本的に乳房部分切除部位が乳房下溝線に近い下部領域乳癌で、比較的切除量が大きな症例（20％以上）が適応となる。欠損部が小さい場合はabdominal advancement flapなどより簡便なvolume replacement techniqueのほうが手技のレベル・合併症等の観点から有用と考える。

この方法に最適と考えられるのは、乳房下垂が比較的少ない高濃度乳房症例であり、高齢者や下垂の強い

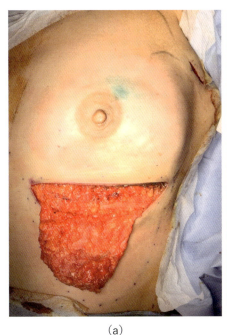 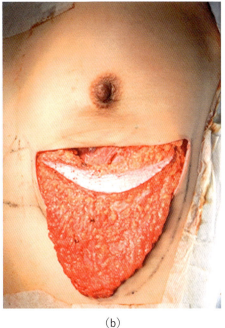

図3 採取した脂肪筋膜弁
(a) 改良前の脂肪筋膜弁。
(b) 三日月状の脱上皮した真皮をつけた改良後の脂肪筋膜弁。

脂肪性の乳房は脂肪壊死をきたしやすいので，現在は禁忌としている。われわれの検討[10]では，マンモグラフィで脂肪性の乳房であった場合は全例脂肪壊死（部分的な脂肪壊死を含む）をきたしていた。乳房下溝線部脂肪筋膜弁は腹部組織を挙上する皮弁であり，乳房が脂肪性であることと乳房下溝線部脂肪筋膜弁の血流が不良であることは本来同義ではないが，腹部組織の血流を術前に検討することはむずかしい。また，高齢者も脂肪壊死の頻度が有意に高かった。なお，乳房サイズについては，若年で高濃度乳房であれば，大きな乳房であっても脂肪壊死のリスクは高くないので適応としている。年齢やマンモグラフィの乳腺密度は，乳癌患者なら術前に必ず確認できることであり，適応決定にはとても有用な指標であると考えている。

■ **術前デザイン（図4）**

仰臥位で乳房部分切除予定部位をマークしておく。この際，エコーを使用するので，同時にドプラエコーを用いて乳房下溝線周囲の穿通枝の位置も確認する。また，脂肪筋膜弁を採取する部位の皮下脂肪厚もエコーで確認しておき，脂肪筋膜弁を採取する際の皮弁の厚さの目安にする。立位で乳房下溝線および乳房下溝線より尾側の脂肪筋膜弁採取部位のマークを行う。この脂肪筋膜弁は乳房下溝線を基部とした舌状とし，術後若干萎縮する可能性を考慮して，乳房切除予定量より充填量が多くなるようにマークを行う。改良した乳房下溝線部脂肪筋膜弁ではさらに，皮膚を三日月状に脱上皮するラインを乳房下溝線より3cm尾側にマークしておく。通常，乳房下溝線より7〜8cmの舌状flapを作成するが，改良法だと脱上皮した部位より尾側の皮下剥離のみでよいため，皮下剥離は4〜5cmで済み，舌状の脂肪筋膜弁作成の手技もより簡易に行えるため，術者による差が生じにくい。なお，ドプラエコーで穿通枝を描出できなかった症例も，乳房下溝線周囲には細い穿通枝は必ず何本かあるので禁忌ではないが，確認できなかった症例は，特に術中，脂肪筋膜弁翻転部周囲の穿通枝の存在に注意を払う必要がある。

■ **手術手技**

皮下剥離・乳房部分切除

術前にマークした乳房下溝線に沿って皮膚切開を行い，乳房部分切除のための皮下剥離を行う。皮下を剥離後，乳房部分切除を施行する。なお，センチネルリンパ節生検などの腋窩操作は，腋窩に別の手術創を置いて行う。

注意点

皮下剥離・部分切除の際，皮膚を強く牽引すると，

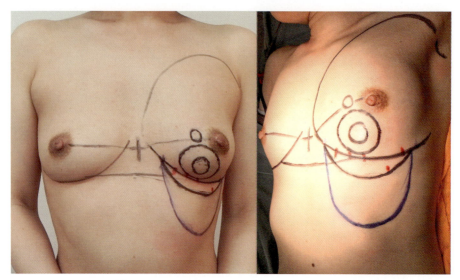

(a) 立位　　　　　　　　　(b) 仰臥位（斜位）

図4 術前デザイン

部分切除範囲（本症例では腫瘍部頭側に線維腺腫があり，この部もマークしてある），乳房下溝線，乳頭の高さ，脂肪筋膜弁採取部位をマークした。ドプラエコーで穿通枝の位置を確認し，この部分が含まれるように三日月状の脱上皮部分もマークした。

皮膚壊死を引き起こす可能性があるので，愛護的に扱うことが重要である。

脂肪筋膜弁採取部位の皮弁作成

術前にマークした乳房下溝線尾側の三日月状の皮膚を脱上皮する（図5a）。その後，脱上皮した皮膚の尾側縁に全層切開を加え，これより尾側の皮下剥離をすすめ，術前にマークした舌状の脂肪筋膜弁採取予定部位の範囲近くまで剥離したら，徐々に深く入り，筋膜上の脂肪を薄めにして腹直筋前鞘上および外腹斜筋筋膜上に達する。

コツ

本手技の適応となる症例は，通常，腹部の皮下脂肪が薄いので，できるだけ皮下脂肪をしっかり脂肪筋膜弁側につけるように最初は真皮がみえるくらいの薄層で皮弁を作成する。採取部位の辺縁近くでは段差が生じないように，徐々に皮弁を厚くしていくことを心がける。

脂肪筋膜弁の採取と欠損部への充填

脂肪弁のみでは引きちぎれやすいので腹直筋前鞘や外腹斜筋筋膜を脂肪弁に付着させて採取し，挙上する（図5b，c）。乳房部分切除部位にこの脂肪筋膜弁を充填し，周囲の残存乳房組織に吸収糸で固定後（図5d），仮閉創し乳房が左右対称となることを座位，あるいは頭側から乳房を圧迫して乳頭を立位の位置に合わせて確認する。

コツ

術前にマークした穿通枝が入る部位近傍まで脂肪筋膜弁を挙上してきたら，穿通枝を損傷しないように，より注意深く剥離を行う。脱上皮した皮膚より頭側へは決して剥離しないように注意することで，穿通枝の損傷を防ぐことができる。穿通枝は乳房下溝線周囲で複数本入っているが，剥離部位より尾側で穿通枝が確認された場合は，周囲は剥離しても可能な限り穿通枝は温存するようにする。

また，欠損部充填のため，頭側の残存乳房組織は大胸筋前面から広範に剥離して尾側へ下げるようにすると，乳房切除部は円状の欠損ではなく山形となり，脂肪筋膜弁との縫合がスムーズに行えるようになる。適応を高濃度乳房に限定することで，この頭側乳腺組織の授動を広範に行っても，脂肪壊死をきたす心配はない。

創の閉鎖

脂肪筋膜弁を採取した部位および乳房皮下に閉鎖式ドレーンを留置する（図5e）。脂肪筋膜弁を翻転した部位があらたな乳房下溝線となるため，この翻転部まで切開部尾側の皮膚を引き上げ，切開部の皮下を脂肪

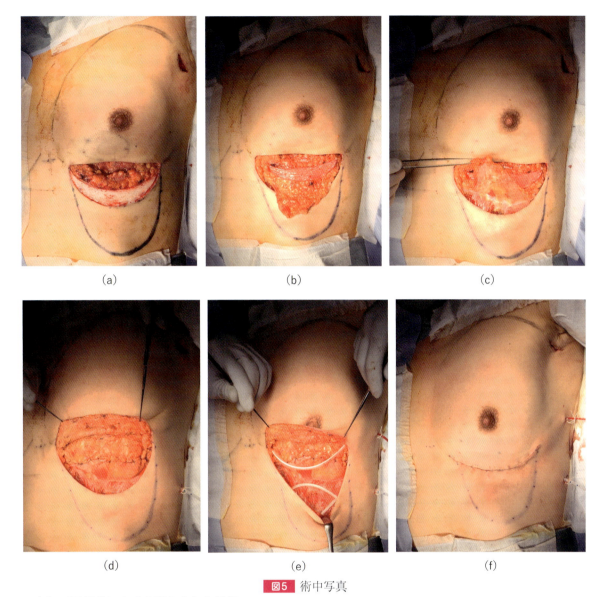

図5 術中写真
(a) 三日月状に皮膚を脱上皮した状態。
(b) 脂肪筋膜弁採取後。
(c) 脂肪筋膜弁を挙上。
(d) 頭側の乳腺断端と挙上した脂肪筋膜弁を縫合して欠損部を充填。
(e) 乳房皮下，脂肪筋膜弁採取部位にドレーンを留置。
(f) 手術終了時。

筋膜弁翻転部直下の筋肉に吸収糸で固定し，尾側の皮膚切開線を乳房下溝線に一致させる。以前，脂肪性乳房症例にも施行していたときは，脂肪筋膜弁採取部位に液が貯留しやすかったので，採取部位の皮下と筋肉も吸収糸で数針，固定していたが，適応を厳格化してからはドレーンの排液量が少なくなったため，皮下の固定は行っていない。最後に乳房下溝線で皮膚縫合を行い，手術を終了する（図5f）。

脂肪筋膜弁を翻転した部位は，立位では，もともとの乳房下溝線より3cm尾側であるが，仰臥位では立位のときよりも乳房下溝線の位置が頭側に移動するため，尾側の皮膚を脂肪筋膜弁翻転部に仰臥位で固定すると，立位になった際の高さはほとんど左右差のない状態になる。われわれがこの手技を開始した初期（2005年）には，乳房下溝線が立位で対側より高くなってしまった症例を経験した。改良法のように，皮膚を三日月状に脱上皮した高さまでに脂肪筋膜弁の作成をとどめ，この位置に仰臥位で皮膚を固定するようにしたほうが，乳房下溝線の高さは対側に近くなると考えている。

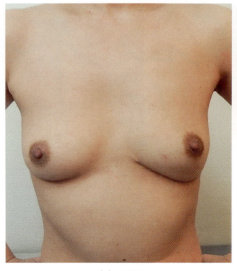
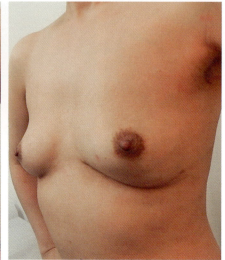

(a) 正面　　　　　　　　　(b) 斜位

図6　術後写真（術後6ヵ月）

術後（図6）

創部が落ちついたら，放射線治療や薬物療法などの補助療法を施行する．

Pitfall

脂肪が多い症例ほど脂肪壊死に陥りやすい

脂肪への血流に問題がなければ，脂肪筋膜弁を充填した部分は他部位と変わらないくらいに柔らかくなり，マンモグラフィ上も異栄養性の石灰化はきたしにくい．しかし，脂肪筋膜弁は細い穿通枝で栄養されているだけなので，もともと，あまり血行のよい組織ではない．この手技は乳房下溝線より尾側の皮下脂肪が厚い症例をよい適応と考えてしまいがちであるが，そういう症例は挙上した脂肪筋膜弁が硬化し脂肪壊死に陥ってしまう可能性が高い．脂肪への血流が不良な場合，たとえ形は悪くなくても非常に硬くなりマンモグラフィ上も異栄養性の石灰化をきたしてしまう．また，完全脂肪壊死に陥った場合は脂肪融解を起こして強い変形をきたしてしまうこともある．したがって，脂肪が多くて採りやすそうだからという理由で安易にこの方法を選択すべきではない．適応・禁忌の項でも述べたが，適応は非常に重要である．

Tips

この手技は乳腺外科医のみで施行可能で，手術時間や出血量も通常の手術と大差なく[3]，大きな切除に対しても比較的良好な整容性が得られることから，症例を選べば，BD～B区域乳癌の乳房温存手術において整容性を向上させる手技の一つとして有用である．ただし，大きな切除が必要となるような広範な広がりをもった腫瘍の場合，再手術となる可能性も高くなる．手術方法の選択にあたっては，メリット・デメリットを十分説明したうえで行うことが重要である．

文　献

1) Sakai S, Suzuki I, Izawa H: Adipofascial (anterior rectus sheath) flaps for breast reconstruction. *Ann Plast Surg* 1992; 29: 173-7.
2) 酒井成身: Inframammary adipofascial flap による乳房再建．形成外科 1999; 42: 309-15.
3) 小川朋子，藤井幸治，谷口健太郎，ほか: 乳房下溝線部脂肪筋膜弁法を用いて乳房温存術後一期的再建を施行した2例．乳癌の臨床 2005; 20: 335-8.
4) Ogawa T, Hanamura N, Yamashita M, et al: Usefulness of breast-volume replacement using an inframammary adipofascial flap after breast-conservation therapy. *Am J Surg* 2007; 193: 514-8.
5) 小川朋子:【乳房再建術 私の方法】乳房下溝線部脂肪筋膜弁による再建法．*PEPARS* 2011; 52: 34-40.
6) Ogawa T, Hanamura N, Yamashita M, et al: Long-term results of breast volume replacement using an inframammary adipofascial flap after breast-conserving surgery. *Breast Cancer* 2014; 21: 635-40.
7) 小川朋子: 2. Volume replacement technique, 3) 乳房下溝線部脂肪筋膜弁．乳房オンコプラスティック サージャリー，矢野健二・小川朋子（編），東京: 克誠堂出版: 2014. 98-105.
8) Hamdi M, Landuyt KV, Monstrey S, et al: Pedicled perforator flaps in breast reconstruction: a new concept. *Br J Past Surg* 2004; 57: 531-9.

9) 佐武利彦, 石川　孝, 黄　聖琥, ほか：側胸部と背部の有茎穿通枝皮弁を用いた乳房再建術. PEPERS 2011; 52: 48-56.
10) Yoshikawa M, Ishitobi M, Matsuda S, et al: A new indication and surgical procedure to reduce fat necrosis after breast-conserving surgery using an inframammary adipofascial flap. Asian J Surg 2022; 45: 2268-72.

IV. Volume replacement：ステップ2

広背筋皮弁（latissimus dorsi musculocutaneous flap）による補填術

冨田　興一[1]

要旨

　有茎広背筋皮弁による組織補填法は，OPBCS Volume replacement レベル2の手技である。本法の大きな特徴は，皮弁血流が安定しており，全区域の組織欠損に適応し得ることである。C, D 区域の腫瘍では側胸部切開から，A, B 区域の腫瘍では乳輪縁切開 +α から，それぞれ乳房部分切除を施行する。背部の皮島切開から皮弁を筋停止部へ向かって挙上し，続いて側胸部切開（A, B 区域の腫瘍ではセンチネルリンパ節生検の切開）から筋停止部の剥離，離断を行う。通常，全体の30％程度までの組織欠損が本法の適応となるが，欠損部へ充填できる組織量は外側より内側，頭側より尾側でそれぞれ少なくなる。区域別ではC, A, D, B の順で手術適応をより厳格化する必要があることを理解しておくことが肝要である。

■ はじめに

　OPBCS ステップアップガイドでは，volume replacement も充填できる組織量と難易度を加味してステップ1とステップ2に分類した。ステップ2はおもに広背筋皮弁や穿通枝皮弁等の有茎弁を欠損部に充填する方法である。多くの組織量が得られ，充填できる領域の自由度もステップ1より高い反面，侵襲もステップ1より高い。

　本稿では，ステップ2の手技として，有茎広背筋皮弁による補填術について紹介する。

■ 概念

　胸背動静脈を血管茎とする広背筋皮弁は乳房の全区域の組織充填が可能である[1-3]。血管茎が同一の thoracodorsal artery perforator flap[4]とくらべ，広背筋が犠牲になる点で侵襲は大きくなるものの，特にC区域では充填できる組織量が多くなり，手技も容易である。また，背部切開なし（皮島なし）での皮弁採取や，筋体への脂肪注入による皮弁量増大も可能であり，今後さらに適応が拡大する可能性を秘めている[5-7]。一方で，術後に追加切除が必要になった場合や，局所再発による乳房切除時には広背筋が再建材料として使えなくなることに留意する必要がある。本稿では，背部に皮島および浅筋膜下脂肪組織を付けた広背筋皮弁を補填材料に用いる Volume replacement について紹介する。

■ 適応

　全区域の病変（ただし，適応となる欠損範囲は区域によって異なる）。

■ 特徴

　皮弁は全区域へ到達可能であるが，腋窩からの距離によって充填できる皮弁の割合が変化する。腋窩に最も近いC区域では全皮弁の充填が可能であり，また組織不足による乳房変形も生じがたいため，体格にもよるが，通常，全乳房の30％程度の欠損までがよい適応となる。一方，A区域とD区域では，近位の皮弁が欠損部へ充填されないためにC区域とくらべて適応基準は厳しくなる。また，乳房上極にくらべ，乳房下極では組織量不足が乳房形態に影響しやすいため，D区域では適応をより厳格にする必要がある。さらに，B区域では欠損部へ充填できるのがほぼ皮島のみとなるため，最も適応を厳しくする必要がある。

　また，本術式では術後における皮弁萎縮を想定しておく必要がある。筆者らは皮弁萎縮によるボリューム減少を最小にする目的で，広背筋の支配神経である胸背神経を温存している。それでも広背筋皮弁として乳

[1] 近畿大学医学部形成外科

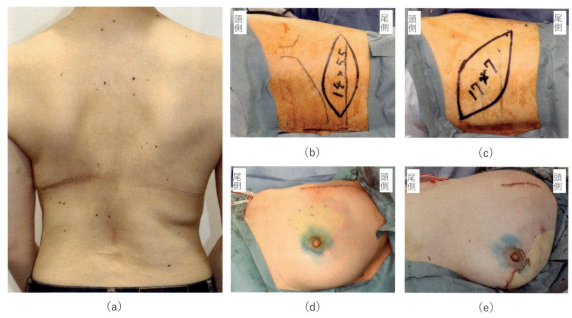

図1 広背筋皮弁の皮島デザインおよび乳房部分切除の切開線
(a) 皮弁採取部の瘢痕はブラジャーの圧痕に一致している。
(b) 横方向の皮島デザインの例。
(c) 斜め方向の皮島デザインの例。
(d) C, D区域病変（黄色部が切除領域）における切開線の例（側胸部のみ）。
(e) A区域病変（黄色部が切除領域）における切開線の例（側胸部＋乳輪縁半周＋α）。

房へ移植する，ある程度の筋萎縮を生じる。過去にわれわれが行った研究では，皮膚温存または乳頭温存乳房切除術後に広背筋皮弁で再建を行った場合，広背筋皮弁重量／乳癌切除体積の値が1.8〜2.0であれば，良好な乳房容積が得られた[8]。この研究では術後放射線照射がない症例を対象とした点で本術式とは若干異なるものの，これまでの経験から，この基準はC区域の病変においてはほぼそのまま適応可能と考えられる。一方で，他区域では欠損部に全皮弁の何割ほどが充填されるかを勘案する必要がある。

術前のマーキング・デザイン

皮島の向きは特に決まったものではないが，われわれは通常，皮弁採取部瘢痕がブラジャーラインに隠れる横方向となるようにしている。普段よく着用するブラジャーをマーキングの30分ほど前から着用してもらい，下着の圧痕がつくようであれば，尾側の圧痕に瘢痕を一致させるよう心がけている（図1a）。背部では外側においてドッグイヤーが残存しやすいため，皮島デザインは外側が鋭，内側が鈍のろうそくの炎型としている（図1b）。より多くのボリュームを要する場合は，斜め方向のデザインとすることもある（図1c）。皮島の大きさは，体格にもよるが，横デザインの場合は長さ12〜14cm，幅4〜6cm程度，斜めデザインの場合は長さ16〜20cm，幅5〜7cm程度としている。このくらいの皮島サイズであれば，特に皮島へ入る穿通枝を確認しておく必要はない。C，D区域の病変であれば，前腋窩線よりやや後方の側胸部切開（＋乳輪縁半周切開）から腫瘍切除，腋窩リンパ節生検（郭清），および広背筋停止部の操作が可能である（図1d）。A，B区域の病変であれば，乳輪縁半周切開に加え，病変方向への切開延長で腫瘍切除を行い，5cm程度の腋窩または側胸部切開から腋窩リンパ節生検（郭清）と広背筋停止部の操作を行う（図1e）。

手技

乳腺外科医による乳房部分切除，腋窩リンパ節生検（郭清）が終了後，創部をドレーピングし，患側を上向きとする側臥位に体位変換する。20万倍ボスミンを背部へ皮内注射後，皮島皮膚切開を行う（図2a）。続いて電気メスにて浅筋膜が分かれるまで脂肪を切開するが，皮膚面に対し垂直に切開を行うことで，皮膚縫合時に瘢痕部が陥凹することを防ぐ（図2b）。その後，浅筋膜下の脂肪組織を皮弁に含めるべく，浅筋膜直下層で腋窩へ向かって剥離を進める（図2c）。範囲としては，頭側は肩甲骨の下端まで，頭外側は側胸部

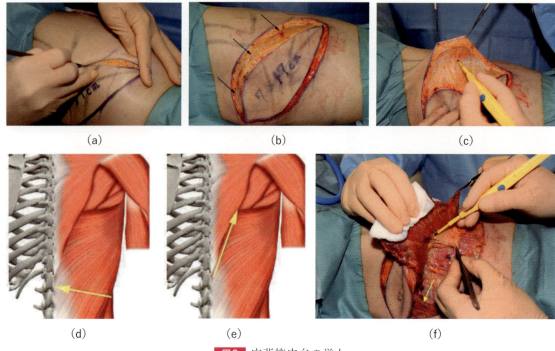

図2 広背筋皮弁の挙上
(a) 皮弁皮膚の切開。
(b) 皮膚面に対し垂直に浅筋膜下まで切開する（矢印は浅筋膜の頭側断端を示す）。
(c) 浅筋膜直下層で腋窩へ向かって剥離する。
(d) 広背筋尾側を電気メスの凝固モードで外側から内側方向へ離断する。
(e) 僧帽筋の外側縁に沿って広背筋内側縁を離断する。
(f) 筋体直下の脂肪層を攝子で尾側へ引きながら筋体直下層を剥離する（矢印は僧帽筋の外側縁を示す）。

切開近くまで，頭内側は僧帽筋の外側縁までとする。C区域の病変では全皮弁を欠損部へ充填できるので，全範囲で浅筋膜下脂肪を皮弁に付けるとよい（図3a）。一方，他区域の病変では，欠損部以外に位置する皮弁の浅筋膜下脂肪は皮弁に含めないようにする（図3b）。つぎに，尾側へも同様に浅筋膜直下層を剥離するが，皮島の尾側端より5cm程度までにとどめている。その理由として，より尾側まで皮弁採取してもそれほど組織量が増大しないことと，背部漿液腫の頻度が上昇することがあげられる。

広背筋表面の剥離が終了したら，裏面の剥離に移る。まず広背筋外側縁を同定し，攝子で把持挙上しつつ，裏面の前鋸筋，外腹斜筋との間を剥離勢刀や電気メスで剥離する。その後，広背筋尾側を電気メスの凝固モードで内側方向へ離断する（図2d）。広背筋筋体は内側では薄く腱膜状となり，腰背腱膜や肋骨に強固に付着しているので注意深く頭側へ剥離する。それと同時に，僧帽筋外側縁に沿って，広背筋内側縁を離断していく（図2e）。その後，助手に皮弁を把持させながら，術者は筋体直下の脂肪層を攝子で尾側へ引きながら筋体直下を電気メスで剥がしていく（図2f）。その際，肋間から太い穿通枝が複数立ち上がってくるので，適時処理する。筋体の表面，裏面を側胸部切開近くまで剥離したら，術者は前方へ移動し，側胸部切開創側から背部創と連続させて筋皮弁を前方の体外へ引き出す。

引き出した筋皮弁を前方へ牽引しながら，筋停止部の表面，裏面の剥離を進めると，裏面に胸背神経血管束が透けてみえる。前鋸筋への分岐を確認できたら，後方から筋体裏面と神経血管束の間隙に術者の指を挿入（図4a）し，指よりも中枢側において電気メスで筋停止部を離断する（図4b）。C区域の病変をのぞいて，神経血管束周囲の組織を剥離勢刀を用いて剥離し，皮弁の到達距離を延長する（図4c, d）（最大で5～6cm）。その後，皮弁を欠損部へ充填するが，C区域の病変をのぞき，腋窩と欠損部の間に乳腺下トンネルを作成する。乳輪乳頭が温存されていれば，皮島は脱上皮する。術後において，移植筋の収縮により腋窩方向への力が加わることで，皮弁が腋窩方向へ後戻りすることがあるので，残存乳腺組織と皮弁を吸収糸で数ヵ所固定することで皮弁の後戻りを防止する。また，B区域の病変では，乳房下溝に沿って小さな紡錘形の皮島を露出することで，より確実な後戻り予防も可能

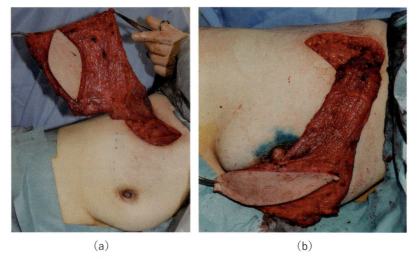

図3 皮弁に含まれる浅筋膜下脂肪量の調整
(a) C区域病変の症例では，広背筋全領域において浅筋膜脂肪を皮弁に含める。
(b) それ以外の区域では，欠損部へ充填される部位のみ浅筋膜下脂肪を皮弁に含める（写真はB区域病変）。

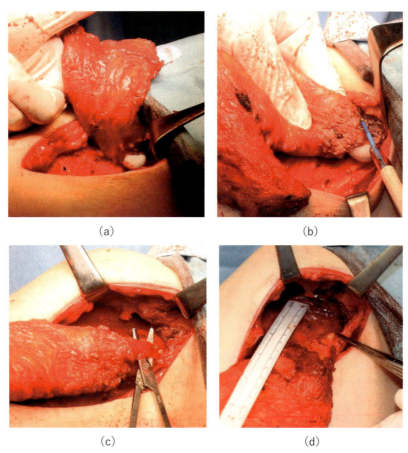

図4 広背筋停止部における操作
(a) 前鋸筋への分岐よりも中枢側で，後方から筋体裏面と神経血管束の間隙に指を挿入する。
(b) 挿入した指よりも中枢側において筋停止部を離断する。
(c) 神経血管束周囲の組織を剥離し，皮弁の到達距離を延長する。
(d) 皮弁の到達距離は5〜6cmほど延長可能である。

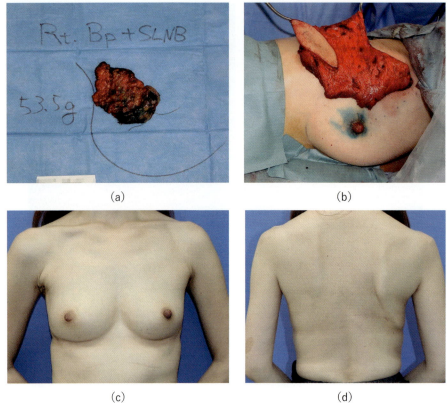

図5 皮弁量が充足した右C区域病変の症例
(a) 右C区域に53.5gの組織欠損を生じた。
(b) 130g（欠損量の約2.4倍，皮島13×5 cm）の広背筋皮弁を挙上した。
(c) 術後6年目において良好な整容性が保たれている。
(d) 術後6年目における皮弁採取部の状態。

である。この時点で仰臥位に戻して形態を確認してもよいが，十分な組織が充填されていれば側臥位で閉創を完了しても問題ない（図1d, e）。乳輪乳頭が切除された場合，同部位に相当する皮島を体表へ露出して周囲皮膚と縫合するが，この場合は皮弁位置が安定するので皮弁が後戻りする心配は少ない。

Tips

本手技は乳腺外科医が腋窩郭清で扱う胸背動静脈を血管茎とする有茎皮弁であり，血行も非常に安定していることから，形成外科医の指導のもとで一定の修練を行えば，乳腺外科医のみでも施行可能であると考える。特に，C区域の病変では筋停止部における神経血管束の剥離操作は最小限でよく，また皮弁の全域を欠損部へ充填できることから，欠損重量に対して皮弁重量が1.5～2倍程度得られさえすれば，安定した術後結果を得ることができる（図5）。また，切除断端陽性などの理由によって切除量が想定を上回り，最終的に組織量不足となった場合でも，乳房形態に重要である下極の形態が維持されることで比較的整容性も保たれやすい（図6）。一方，他区域においては腋窩から欠損部までの距離が長いため，筋停止部の切離後における神経血管束の剥離を十分に行い，皮弁の到達距離を延長する必要がある。さらに，欠損部へ充填される組織量は，A区域とD区域では全皮弁の4分の3程度（図7），B区域では半分にも満たない（図8）ことから，それらを勘案して手術適応を十分に検討する必要がある。特に，B, D区域の病変では，少しの組織量不足が再建乳房の整容性に大きな影響を及ぼすため（図8c），細心の注意が必要である。

胸背神経に関しては，初回手術で切離すると，広背筋の脱神経による著しい皮弁容量の減少を生じるため，われわれは全例において温存している。術後6ヵ月以降において，患側肩関節の伸展に伴う移植筋収縮の有無を観察する。筋収縮を認めた場合，筋収縮に伴う乳房変形の程度や，違和感などの自覚症状を評価する（図9a, b）。もし患者が希望すれば，全身麻酔下において胸背神経離断を行う。側胸部または腋窩瘢痕から電気メスで深部へ切開していくと，移植広背筋の

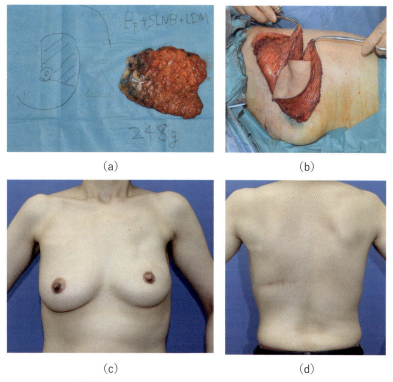

図6 皮弁量が不足した左C区域病変の症例
(a) 左C区域に248gの組織欠損を生じた。
(b) 190g（欠損量の約0.75倍，皮島14 × 6 cm）の広背筋皮弁を挙上した。
(c) 術後4年目において上極の組織不足は認めるものの，比較的良好な整容性が保たれている。
(d) 術後4年目における皮弁採取部の状態。

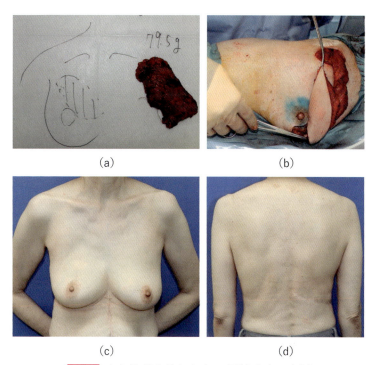

図7 皮弁量が充足した右A区域病変の症例
(a) 右A区域に約80gの組織欠損を生じた。
(b) 136g（欠損量の約1.7倍，皮島15 × 6 cm）の広背筋皮弁を挙上した。
(c) 術後5年目において良好な整容性が保たれている。
(d) 術後5年目における皮弁採取部の状態。

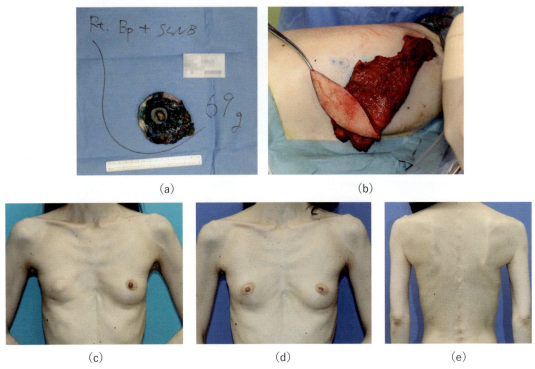

図8 皮弁量が不足した右B区域病変の症例
(a) 右B区域に69gの組織欠損を生じた。
(b) 152g（欠損量の約2.2倍，皮島14.5×6 cm）の広背筋皮弁を挙上した。
(c) 術後5年目において，組織不足により乳房下極形態の左右非対称が目立つ。
(d) 脂肪注入（73ml）および乳輪乳頭再建後1年目（初回手術後6年目）において整容性の改善を認める。
(e) 術後6年目における皮弁採取部の状態。

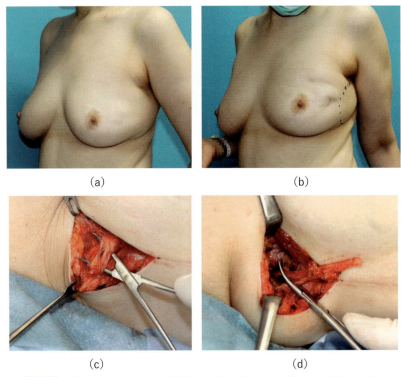

図9 術後において移植広背筋の収縮を認めた症例（C区域病変）
(a) 平静時における再建乳房形態は良好である。
(b) 患側肩関節の伸展に伴い，移植筋収縮による乳房変形を認める。
(c) 移植広背筋の近位部を切開し，筋裏面の胸背神経血管束を同定したところ。
(d) 胸背神経血管束を結紮，切離後，さらに中枢側へ神経血管束を剥離し4, 5cmほど切除する。

近位部が容易に同定される．さらにそのまま筋体ごと切開していくと，裏面の胸背神経血管束が同定できる．移植した広背筋皮弁は下床の大胸筋と密に血管でつながるので，修正を行う術後6ヵ月以降であれば，胸背動静脈を結紮しても生存するため，胸背神経血管束をまとめて結紮，切離しても皮弁の血行には問題はなく，また操作も簡単である（図9c）．さらに4〜5cm程度，中枢側へ神経血管束を剥離し切除しておくことで，広背筋の再神経支配をより確実に防止することができる（図9d）．経験的に，二期的な胸背神経離断により大きな再建乳房の容量減少は認めることは少ないが，皮弁量が大きな症例では，皮弁内への脂肪注入の同時施行も検討してもよいと思われる．

■ まとめ（おわりに）

有茎広背筋皮弁は皮弁挙上が比較的容易で，皮弁の血行が安定しているという利点を有し，乳房全区域の組織欠損に対応可能である．区域別に皮弁の充填量が異なることと，術後の皮弁量減少を考慮して手術計画を立てることが重要である．

文 献

1) Tomita K, Yano K, Matsuda K, et al: Esthetic outcome of immediate reconstruction with latissimus dorsi myocutaneous flap after breast-conservative surgery and skin-sparing mastectomy. *Ann Plast Surg* 2008; 61: 19-23.
2) Tomita K, Yano K, Hosokawa K: Recovery of sensation in immediate breast reconstruction with latissimus dorsi myocutaneous flaps after breast-conservative surgery and skin-sparing mastectomy. *Ann Plast Surg* 2011; 66: 334-8.
3) 冨田興一，矢野健二，細川 亙，ほか：広背筋皮弁による乳房温存術後の再建．*PEPARS* 2017; 125: 57-63.
4) Hamdi M, Van Landuyt K, Hijjawi JB, et al: Surgical technique in pedicled thoracodorsal artery perforator flaps: a clinical experience with 99 patients. *Plast Reconstr Surg* 2008; 121: 1632-41.
5) Santanelli di Pompeo F, Laporta R, Sorotos M, et al: Latissimus dorsi flap for total autologous immediate breast reconstruction without implants. *Plast Reconstr Surg* 2014; 134: 871e-79e.
6) Taminato M, Tomita K, Nomori M, et al: Fat-augmented latissimus dorsi myocutaneous flap for total breast reconstruction: A report of 54 consecutive Asian cases. *J Plast Reconstr Aesthet Surg* 2021; 74: 1213-22.
7) Maitani K, Tomita K, Taminato M, et al: Scarless total breast reconstruction with a fat-augmented latissimus dorsi flap. *Plast Reconstr Surg Glob Open* 2021; 9: e3887.
8) 藤原貴史，矢野健二，丹治芳郎，ほか：乳房再建における広背筋皮弁適応の可否判断：乳癌切除量と皮弁採取量の術前予測による客観的評価法．*創傷* 2014; 5: 70-6.

★広背筋皮弁応用編

脂肪付加広背筋皮弁（latissimus dorsi flap）による乳房切除後再建術

冨田　興一[1]

要旨

　有茎広背筋皮弁はマイクロサージャリーを必要とせず，比較的容易かつ短時間で皮弁挙上できるなどの利点を有するが，乳房切除後の全乳房再建においては，しばしば組織容量が不足することが欠点である。脂肪付加広背筋皮弁は，広背筋皮弁内へ1期的に脂肪注入を行うことで皮弁容量を増大させる手法である。本法では，通常の広背筋皮弁では再建できない大きさの乳房や，従来の皮弁再建の適応とならないようなやせ型の患者においても全乳房再建が可能となりうる。さらに，乳頭温存乳房切除術後や，ティッシュ・エキスパンダーによる皮膚拡張を行うなど，皮膚の補充が不要である場合は，広背筋を筋弁として挙上することで背部の切開を回避することも可能となる。本稿では，脂肪付加広背筋皮弁による全乳房再建を行ううえで重要なポイントを述べる。

概念

　本法では，胸背動静脈を血管茎とする広背筋皮弁を脂肪注入のレシピエントとして利用することで，皮弁組織を増大させることが特徴である[1-6]。広背筋が犠牲になることは欠点ではあるが，通常の広背筋皮弁にくらべて，筋肉を犠牲にする価値のある，より大きな利点を有する。すなわち，広背筋は大胸筋と同様に，しなやかで豊富な血流を有する組織であり，脂肪注入のレシピエントとして有効活用することで大量の注入脂肪を生着させることができる。さらには，乳房皮膚の補充が不要なケースにおいては，広背筋を筋弁として採取することで背部の切開を回避することもできる。一方で，広背筋発達の程度には個人差があることや，乳房サイズが400mlをこえるような場合と注入脂肪の生着率を低下させる放射線照射症例ではそれぞれ適応となりがたいことには注意が必要である[3]。本稿では，脂肪付加広背筋皮弁および脂肪付加広背筋弁による全乳房再建について紹介する。

適応

・乳房サイズが400mlくらいまでの乳房切除後症例（ただし複数回の追加脂肪注入を前提とするのであればそれ以上でも可）
・通常の皮弁再建の適応とならないようなやせ型の症例
・胸部以外にあらたな皮膚切開を加えたくない症例（脂肪付加広背筋弁の場合）
・胸部への放射線照射の既往または予定のない症例（ただし，術後化学療法症例では再建から照射までの期間が通常長いため，乳房サイズの小さい症例では適応となりうる）

特徴

　これまでの著者の経験から，挙上した広背筋（皮）弁の重量と同程度の容量の脂肪（便宜上，g＝mlとする）を安全に広背筋（皮）弁内へ注入することができる。同時に，大胸筋へも1期的に可能な限り脂肪注入を行う（体格にもよるが50〜200ml程度注入可能）。以上を行えば，1回程度の追加脂肪注入を必要とすることはあるものの，400ml程度までの乳房サイズであれば多くの場合，再建が可能である。また，やせ型で皮下脂肪が薄く，通常の皮弁再建の適応とならないような症例においても，脂肪吸引により大腿や臀部の限られた皮下脂肪を効率的に採取・活用することで再建が可能となることも多い。さらに，乳頭温存乳房切除後や，ティッシュ・エキスパンダー（以下TE）で皮膚伸展を行った症例では，広背筋を筋弁として採取することで背部の切開を回避することもできる[1]。一方

[1] 近畿大学医学部形成外科

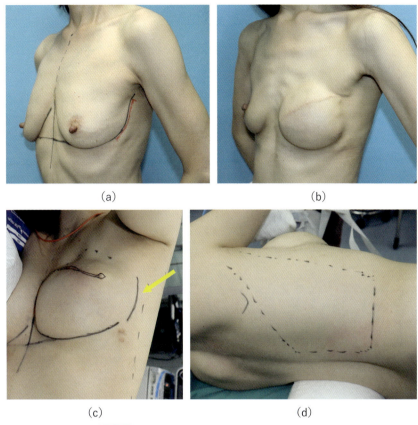

図1 広背筋弁採取における術前デザイン
(a) 1次再建で乳頭（皮膚）温存乳房切除が可能な場合，前腋窩線やや後方の側胸部切開とする（赤線）。
(b) 2次再建で切開線の外側が前腋窩線近くまで存在する場合，同切開からの広背筋弁採取が可能である。
(c) 前胸部切開線が短い場合は，あらたに側胸部切開を追加することもある（黄色矢印）。
(d) おおよその広背筋採取範囲をマーキングする。

で，放射線照射症例との相性は悪く，特に過去に放射線照射を行った症例（乳房温存療法後の再発症例など）では，術後の強い創収縮の影響か，再建乳房の著しい縮小を経験した。再建術後の照射症例では，術前化学療法を施行した場合，再建術後早期に照射が行われるため，注入脂肪の生着率が著しく低下する。ただし，術後に化学療法を行う場合は，照射まで6ヵ月以上の期間が空くことが多く，ある程度の注入脂肪の生着が見込める。

術前のマーキング・デザイン

広背筋皮弁に関してはすでに他稿（OPBCS Volume replacement：ステップ2, 広背筋皮弁による補填術）で述べており，ここでは広背筋弁について述べる。1次再建で乳頭温存乳房切除や皮膚温存乳房切除が可能である場合，前腋窩線よりやや後方の側胸部切開を乳房下溝外側近くまで伸ばした切開で乳房切除を行ってもらうと，同切開からの広背筋弁採取が容易である（図1a）。2次再建では，まず既存の瘢痕からTEを皮下に挿入し皮膚拡張を行っておく。横切開や斜切開による乳房切除が行われていることが多いと思われるが，切開の外側が前腋窩線近くまで存在する場合は，同切開からの広背筋弁採取が可能である（図1b）。一方，切開が短い場合は，切開を外側へ延長するか，またはあらたに側胸部切開を追加する（図1c）が，これらの選択は患者に委ねている。背部には広背筋の採取予定範囲をマーキングするが（図1d），広背筋が薄い場合や対側乳房に下垂がある場合は，より遠位まで広背筋を採取することで，より多くの脂肪を注入でき，またより乳房尾側まで十分に組織を充填することができる。

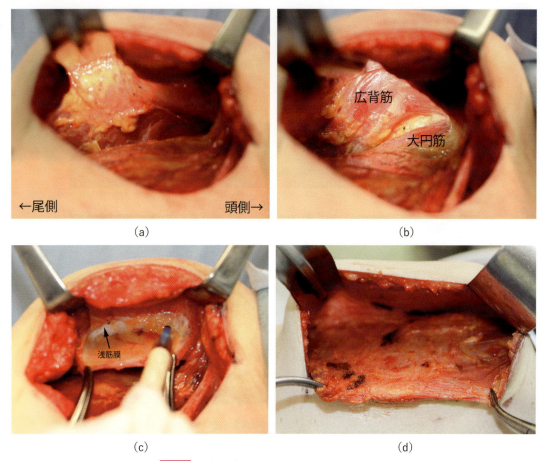

図2 広背筋裏面と浅筋膜直下の層の剥離
(a) 前鋸筋上を後方へ剥離すると，広背筋裏面の疎な層へ到達する。
(b) さらに後方へ剥離を進めると広背筋内側縁と大円筋の境界へ到達する。
(c) 広背筋をコッヘルで牽引しつつ，浅筋膜直下の層を剥離する。
(d) 浅筋膜直下の層の剥離を広背筋裏面と同範囲で行う。

手技

広背筋弁の挙上

　広背筋皮弁挙上に関してもすでにOPBCSの稿で述べているため，ここでは広背筋弁挙上について述べる。一次一期再建では乳腺外科医による乳房切除，腋窩リンパ節生検（郭清）が終了後，創部をドレーピングし，患側を上向きとする側臥位に体位変換する。二期再建や二次再建では側臥位から手術開始する。

広背筋裏面と浅筋膜直下の層の剥離

　側胸部または前胸部切開から，電気メスにて広背筋直下と広背筋上における浅筋膜直下の層の2層の剥離をそれぞれ行う。その際，切開創から術野までの距離に応じて，先端の長い電気メス先に付け替えるか，長さ調節ができる電気メスを使用する。まずスキンフックなどで皮下組織をけん引しつつ，前鋸筋上を後方へ剥離する。広背筋裏面に入ると急に組織が疎となるので容易にそれが分かる（図2a）。途中，胸背動静脈前鋸筋枝が露出するので，これを温存する。術野が深くなったら筋鈎に変更するが，本術式ではライト付き筋鈎が必須である。後方へ剥離を進めると大円筋が露出し，その後，境界明瞭な広背筋内側縁に達する（図2b）。広背筋内側縁に沿って，さらに内尾側へ剥離を進めるが，それと並行し，広背筋前縁に沿って尾側方向へも剥離を進める。尾側へ進むにつれ，広背筋と比較的密に付着する脂肪層が出現するが，これを胸壁側へ残しつつ，筋体直下の層を剥離する。この操作はライト付き筋鈎の先端でトラクションをかけつつ行うが，ある程度，電気メスによるいわゆる「押し切り」による剥離も必要であるため，予期せぬ出血に備えて凝固モードで行う。途中，太い肋間動静脈が出現するので，エネルギーデバイス［ENSEAL X1, Curved Jaw（25 cm, NSLX125C, Ethicon），またはLigaSure Maryland Jaw Open Sealer/Divider（23 cm, LF1923,

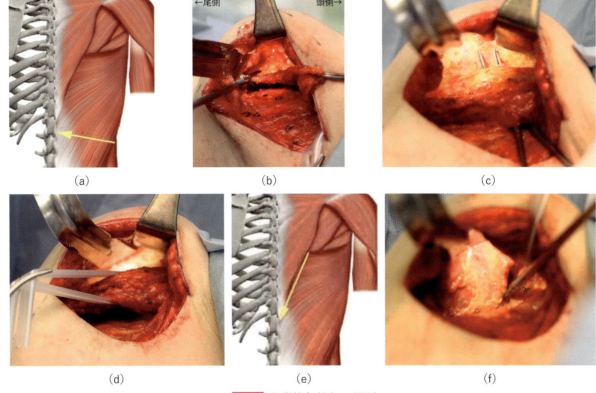

図3 広背筋起始部の離断
(a) 尾側における広背筋起始部の離断方向を示すシェーマ。
(b) 広背筋の表面と裏面を挟み込むようにエネルギーデバイスを挿入し，離断していく。
(c) 広背筋と大円筋の間にペンローズドレンを通す。
(d) 内側における広背筋起始部の離断時にはペンローズドレン用いて筋体の牽引を行う。
(e) 内側における広背筋起始部の離断方向を示すシェーマ。
(f) エネルギーデバイスを用いて内側における広背筋起始部を離断していく。

Covidien）］にて確実にシーリングを行う。また，予期せぬ出血が生じた際には，エネルギーデバイスを通常のバイポーラーとして使用（ジョー先端を閉じ切らない状態で通電）して止血を行うこともできる（EN-SEAL X1のみ）。剥離可能範囲に関しては，胸部切開の位置・長さに影響を受ける。多くの場合，やや尾側と内側に筋体の取り残しが生じるが，全乳房再建の場合，乳房下溝下端よりも5cm位尾側までは採取したいところである。広背筋裏面の剥離終了後，浅筋膜直下の層の剥離を行う。広背筋前縁を裏面から同定し，有鈎攝子で牽引しつつ剥離を開始する。背部における浅筋膜は厚く白色のため比較的明瞭である（図2c）。コッヘルなどで筋体を外側へ牽引しつつ，裏面と同範囲の剥離を行う（図2d）。

広背筋起始部の離断

まず広背筋前縁を電気メスで遊離させた後，エネルギーデバイスを用いてまず尾側の離断を行う（図3a）。乳房下溝より10cmほど尾側の側胸部にスタブ切開を置きエネルギーデバイスを挿入してもよいが，最近著者は胸部切開から挿入している。エネルギーデバイスをジョーが広背筋の表面と裏面を挟み込むように挿入，離断していく（図3b）。その際，ジョー先端を適時，ローテーションすることで最適な角度に設定すると操作しやすい。つぎに内側の離断を行うが，それに先立ち，広背筋と大円筋の間にペンロースドレーンを通しておき，これを用いて筋体の牽引を行う（図3c，d）。ペンローズを外後方へ牽引しつつ，エネルギーデバイスを用いて同様に筋体の離断を行う（図3e，f）。

広背筋停止部の離断

側胸部切開から広背筋弁を取り出した後に筋停止部の離断を行う。この操作は広背筋皮弁のそれと基本的に同様であるが，二次再建症例などで皮膚切開位置が限定されている場合，指を筋体裏面に挿入して胸背動静脈神経束を保護することが困難なことがある。そのような場合，鋏などで筋体を少しずつすくいながら電

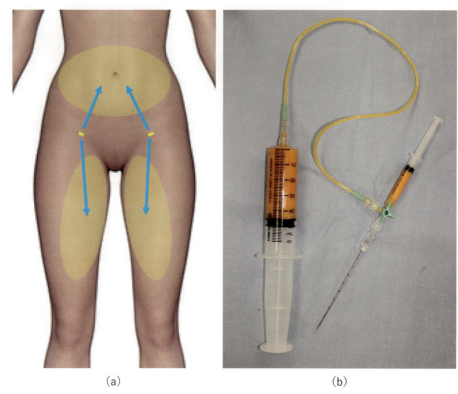

図4 脂肪吸引と注入の準備
(a) 両鼠径部の小切開から腹部または（および）大腿の脂肪吸引を行う。
(b) 注入は17G, 12cm程度の硬膜外針と2.5mlまたは5mlシリンジで行う。

気メスで離断していくとよい。筋停止部の離断完了後，広背筋皮弁の場合と同様に，筋弁を尾側へ牽引しながら緊張のある胸背動静脈神経束周囲の線維性組織を鋏で剥離・切離することで，筋弁の到達距離が5cm以上延長する。この作業により下垂のある乳房であっても良好な乳房下極のマウンドが形成できる。

広背筋（皮）弁，大胸筋への脂肪注入

広背筋（皮）弁の挙上が終了後，陰圧ドレンを背部へ留置し，ドレーピング後，仰臥位へ体位変換する。鼠径部のスタブ切開からTLA（低濃度大量局所浸潤麻酔）を施行後，腹部または（および）大腿内側・前面から脂肪吸引を行う（図4a）。遠心分離（100G×2分）にて脂肪を精製後，広背筋（皮）弁および大胸筋内へ脂肪を注入する。筋内への精密な脂肪注入のため，小出血のリスクはあるものの著者は17Gの硬膜外針を使用している（図4b）。まずは広背筋裏面より筋線維に沿って広背筋内へ脂肪注入を行う（図5a）。あらゆる層に注入が完了したら，つぎに注入方向を斜めや直角方向に変えてさらに注入する。その後，筋（皮）弁を表にして，浅筋膜下脂肪層へも注入を行う（図5b）。この層はlubricant adipofascial systemと呼ばれる疎な組織であり[7]，皮下脂肪が厚い症例ではかなりの量の脂肪を注入できる。広背筋皮弁の場合は皮島へも注入可能であるが，皮島浅層はprotective adipofascial systemと呼ばれる密な組織であり[7]，ほとんど脂肪は入らない（図5c）。広背筋（皮）弁への脂肪注入後，大胸筋への脂肪注入を行う。皮膚切開位置によっては筋線維に沿った注入は困難なことも多いが，その場合は斜めや直角方向での注入で問題ない（図5d）。体格によっては200mlほどの脂肪を注入できることもあるが，大胸筋下にTEやインプラントが挿入されていた場合は大胸筋尾側が菲薄化しており，上胸部以外あまり脂肪は入らない。

広背筋（皮）弁の配置，固定

脂肪注入が終了したら，ドレンを胸部へ留置し，広背筋（皮）弁の内・頭側を吸収糸で脂肪を付加した大胸筋上へ数ヵ所固定する（図6a）。どの位置に筋（皮）弁を配置するかは，対側乳房形態による。対側乳房の下垂がない場合は筋（皮）弁を尾側3分の2くらいに配置するが，下垂がある場合は，尾側2分の1くらいに配置する。広背筋停止部の末梢断端は下垂しやすく，側胸部膨隆の原因となるため，大胸筋外頭側部へ必ず

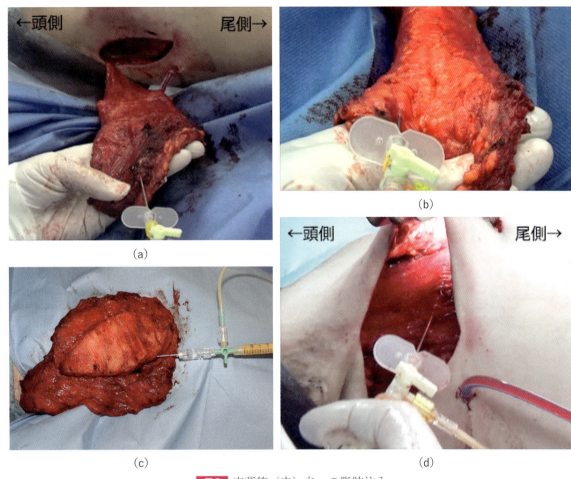

図5 広背筋（皮）弁への脂肪注入
(a) まず広背筋裏面より筋線維に沿って広背筋内へ脂肪注入を行う。
(b) 浅筋膜下脂肪層へも注入を行う。
(c) 皮島浅層は組織が固く，あまり脂肪は入らない。
(d) 側胸部切開から大胸筋内へ脂肪注入を行っているところ。

固定する（図6b）。さらに，筋（皮）弁採取の際に側胸部を広く剝離しているため，これらを元の位置に再固定しておかないと，特に高齢者や体脂肪率の高い症例では側胸部の組織が下垂してしまう（図6b）。

Tips

脂肪付加広背筋弁は背部の瘢痕を回避でき，手術時間もより短いという利点を有するが，皮島がない分，採取できる組織量は脂肪付加広背筋皮弁より少なくなる[4]。したがって，現在著者は，たとえ追加手術を行う可能性が高くなっても背部の瘢痕を回避したい患者に対しては脂肪付加広背筋弁を推奨している（図7）。一方で，背部の瘢痕形成が許容でき，かつなるべく少ない手術回数での再建を希望する場合には脂肪付加広背筋皮弁の適応としている（図8）。本手技では再建組織の多くを脂肪注入に依存しているため，穿通枝皮弁のように術後に残存する組織量を正確に予測することがむずかしく，その調整はある程度経験にもとづくことになる。著者は現在のところ，筋（皮）弁重量（g）＋脂肪注入量（ml）の値が必要組織容量（ml）の約2倍の値となる位の組織量を可能であれば移植するよう努めているが，初回手術で再建完了する症例もあれば，追加の脂肪注入を要する症例も存在する。過去の検討において，追加脂肪注入を要した割合は脂肪付加広背筋皮弁で28.3％，脂肪付加広背筋弁では62.5％であった[4]。このことは，筋（皮）弁の組成（筋肉と脂肪組織の比率）や全移植組織に占める注入脂肪の割合が症例・術式ごとに異なることに加え，注入脂肪の生着率が乳房皮膚の柔らかさやレシピエント筋肉の種類（生着率：広背筋＞大胸筋の印象）などに影響を受けることが原因と考えられ，今後さらなる検討が必要である。その他の注意点として，特に高齢者では，皮下脂肪の厚みに比して広背筋が非常に薄い症例が存在すること

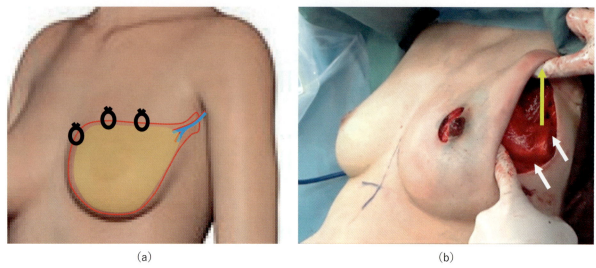

図6 広背筋（皮）弁の配置および固定
(a) 広背筋（皮）弁を尾側3分の2〜2分の1に配置し，内・頭側を大胸筋上に数ヵ所固定する。
(b) 広背筋停止部の末梢断端は下垂しやすく，大胸筋外頭側部へ必ず固定する（黄色矢印）。また，剥離した側胸部組織は元の位置に固定しておく（白矢印）。

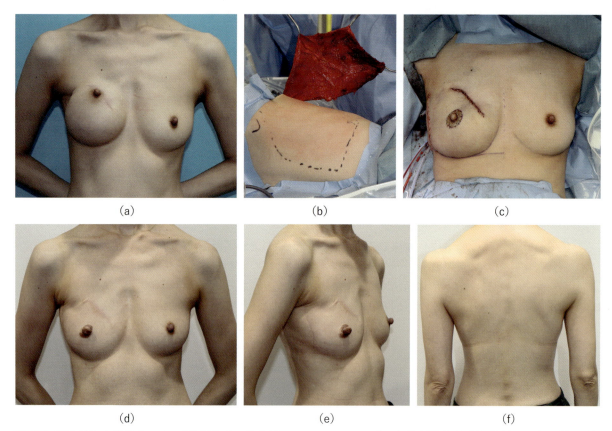

図7 脂肪付加広背筋弁による再建例（38歳女性，BMI＝18.2kg/m^2，右乳頭温存皮膚切除後，1次2期再建）
(a) 乳房頭側皮膚が合併切除されたため，TEを用いた2期再建とした（切除乳腺重量：285g）。
(b) 側胸部切開から180gの広背筋弁を採取した。
(c) 大腿内側・前面から脂肪吸引し，広背筋と大胸筋へそれぞれ172ml，55ml脂肪注入した。偏位した乳輪乳頭を一旦切除し，対側と対称な位置に再移植した。
(d) 大腿後面からの追加脂肪注入（175ml）後，1年目の状態（正面）。
(e) 斜めの状態。
(f) 広背筋弁採取部の状態。

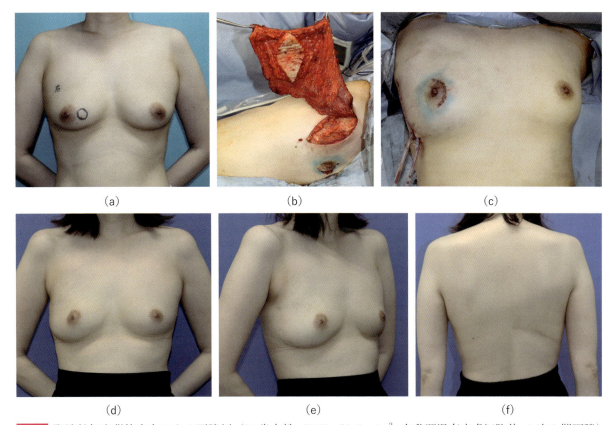

図8 脂肪付加広背筋皮弁による再建例（34歳女性，BMI＝21.4kg/m^2，右乳頭温存皮膚切除後，1次1期再建）
(a) 術前の状態。
(b) 311gの切除乳腺重量に対し，14×5cmの皮島デザインにて260gの広背筋皮弁を採取した。
(c) 大腿内側・前面から脂肪吸引し，広背筋と大胸筋へそれぞれ158ml，150ml脂肪注入した。
(d) 術後5年目の状態（正面）。
(e) 斜めの状態。
(f) 広背筋皮弁採取部の状態。

があげられる。このような症例において脂肪付加広背筋弁で再建を行う場合，浅筋膜下脂肪層の厚みが十分になければ，大幅な組織量不足となってしまうため，術前に超音波検査などで広背筋と浅筋膜下脂肪層それぞれの厚みを評価しておくことは有用である。また，広背筋（皮）弁による乳房再建における大きな欠点として，上肢の運動に伴う移植筋収縮（twitching）があげられる。脂肪付加広背筋（皮）弁では脂肪を筋体内へ充填する影響か，通常の広背筋（皮）弁にくらべて，twitchingの頻度・程度は減弱する傾向はあるものの，追加脂肪注入の機会があれば，著者は積極的に胸背神経離断を行っている（「OPBCS Volume replacement：ステップ2，広背筋皮弁による補填術」を参照）。これらの作業により，再建乳房はより柔らかく，可動性を増し，質的な向上が期待できる。

まとめ

脂肪付加広背筋（皮）弁は広背筋と大胸筋を脂肪注入のレシピエントと見立てて再建を行う，いわばハイブリッド型の乳房再建である。マイクロサージャリーが不要，やせ型症例でも適応可能，筋弁として採取すれば背部切開を回避できる，などさまざまな利点を有することから，今後わが国における有力な自家組織再建の一つとなりうると考えられる。

文献

1) Maitani K, Tomita K, Taminato M, et al: Scarless Total Breast Reconstruction with a Fat-augmented Latissimus Dorsi Flap. *Plast Reconstr Surg Glob Open* 2021; 9: e3887.
2) Santanelli di Pompeo F, Laporta R, Sorotos M, et al: Latissimus dorsi flap for total autologous immediate breast reconstruction without implants. *Plast Reconstr Surg* 2014; 134: 871e-9e.
3) Taminato M, Tomita K, Nomori M, et al: Fat-augmented latissimus dorsi myocutaneous flap for total breast reconstruction: A report of 54 consecutive Asian cases. *J Plast Reconstr Aesthet Surg* 2021; 74:

1213-22.
4) Tomita K, Taminato M, Kubo T: Total breast reconstruction with a fat-augmented latissimus dorsi flap: A comparative study between muscle and myocutaneous flaps. *J Plast Reconstr Aesthet Surg* 2023; 83: 250-7.
5) 冨田興一, 田港見布江, 矢野健二, ほか: 私の乳房再建選択アルゴリズム: 当科における自家組織乳房再建術式. 形成外科 2022; 65: 1017-23.
6) 冨田興一, 田港見布江, 久保盾貴, ほか: 広背筋皮弁と脂肪注入を併用した乳房再建. *PEPARS* 2022; 183: 146-53.
7) Nakajima H, Imanishi N, Minabe T, et al: Anatomical study of subcutaneous adipofascial tissue: a concept of the protective adipofascial system (PAFS) and lubricant adipofascial system (LAFS). *Scand J Plast Reconstr Surg Hand Surg* 2004; 38: 261-6.

IV. Volume replacement：ステップ2

有茎穿通枝皮弁を用いたオンコプラスティックサージャリー① 側胸部

藤本 浩司[1]

要旨

有茎穿通枝皮弁を用いたオンコプラスティックサージャリーは，OPBCS Volume replacement レベル2の手技である．本稿ではそのうち，胸背動脈穿通枝皮弁を主とした側胸部の穿通枝皮弁について取り上げる．本術式は広背筋皮弁にくらべて筋肉を犠牲にすることがなく，術後の体積減少も少ない．その一方で，穿通枝の剥離や皮弁の移動には慎重を要する．対象症例はおもに全乳房の25％程度までの外側（C, D）区域の欠損である．胸背動脈穿通枝皮弁の場合，胸背動脈下行枝まで剥離することで，より遠くまでの皮弁移動が可能である．安全な手術施行のためには術前の血行評価が重要であり，手術と同体位の側臥位でのカラードップラーエコーが有用である．本術式の術前デザイン，術中操作と注意点，Tipsについて解説する．

■ はじめに

OPBCSステップアップガイドでは，volume replacementも充填できる組織量と難易度を加味してステップ1とステップ2に分類した．ステップ2はおもに広背筋皮弁や穿通枝皮弁等の有茎弁を欠損部に充填する方法で，多くの組織量が得られ，充填できる領域の自由度もステップ1より高い．侵襲もステップ1より高い．

本稿では，ステップ2の手技である有茎穿通枝皮弁のうち，側胸部の有茎穿通枝皮弁について紹介する．

■ 概念

穿通枝皮弁とは，筋体を用いず穿通枝のみで栄養される皮弁である．体のさまざまな部位から挙上することが可能であり，全乳房再建でしばしば用いられる深下腹壁動脈穿通枝皮弁（Deep inferior epigastric perforator flap：DIEP flap）はその代表的な皮弁の一つである．全乳房再建に必要な組織量を確保できる部位は下腹部，臀部，大腿内側などであるが[1]，乳房欠損部と離れた部位であるため，遊離穿通枝皮弁として微小血管吻合が必要となる．そのため，手術時間の延長や術後の安静と慎重なモニタリングが必要となる．その一方で，乳房周囲の胸壁にもさまざまな穿通枝が存在し，有茎穿通枝皮弁として挙上可能である．これらは胸壁穿通枝皮弁（Chest wall perforator flap，以下CWPF[2-5]）とも呼ばれ，乳房全摘後の再建に必要な組織量を補うことはできないが，乳房部分切除後欠損（全乳房の25％程度の欠損まで）を補填することは可能である．

CWPFはおもに2つの系統に分かれ，①側胸部に存在する穿通枝を用いて側胸部から背部に向かう側胸部のCWPFと，②乳房下溝線沿いに存在する穿通枝を用い乳房より尾側の胸壁から挙上する乳房下方のCWPFである．本稿では胸背動脈穿通枝（Thoracodorsal artery perforator，以下TDAP）皮弁を中心に①を，次稿では肋間動脈穿通枝（Intercostal artery perforator：ICAP）皮弁を中心に②を解説する．

■ 適応

側胸部の穿通枝を基点にして皮弁を移動する必要があり，血管茎も短いため，乳房外側（C, D）区域の病変がおもな対象である．TDAPにおいては，より中枢の胸背動脈（TDA）下行枝まで含んだ長い血管茎を確保することにより，側胸部より離れた部位（A, B区域）の欠損に用いることも可能である（後述）．一般的に全乳房の25％程度の欠損であれば，補填が可能である．得られる組織量は皮下脂肪の量に依存するため，やせている症例では，欠損量とのバランスで十分な補填ができないのであれば相対的な禁忌となる．

[1] 千葉大学臓器制御外科

術前の穿通枝マーキング・皮弁デザイン

　CWPFは有茎皮弁であるため、仰臥位にて乳腺切除範囲のマーキングを行ったのちに、欠損部周囲で利用できる穿通枝を同定することから準備が始まる。側胸部穿通枝の検索は、患側を上にした側臥位にて患側上肢を前方に挙上した体位にて、カラードップラーエコーを用いて行う。エコープローブは12～18 MHz程度の体表用高周波リニアプローブを用いている。側胸部の利用できる穿通枝には、TDAP、外側肋間動脈穿通枝（Lateral intercostal artery perforator、以下LICAP）、外側胸動脈穿通枝（Lateral thoracic artery perforator、以下LTAP）などがある（図1）[2,3]。

　TDAPは後腋窩ひだから8～13cm尾側、広背筋前縁から0～5cm背側の範囲に分布し[2]、広背筋前縁を回って直接皮膚に分布するもの（胸背動脈筋間中隔穿通枝、Septocutaneous thoracodorsal artery perforator：TDAP-sc）もある[6,11]。このTDAP-scが存在する場合は筋体内の剥離操作を必要とせず、より乳房に近い部位での皮弁挙上が可能である（図9b）。LICAPは第4～8肋間で広背筋前縁より平均3.5cm前

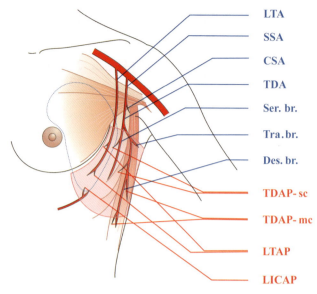

図1 側胸部において利用できる穿通枝と周囲の血管
　LTA：外側胸動脈、SSA：肩甲下動脈、CSA：肩甲回旋動脈、TDA：胸背動脈、Ser. br.：胸背動脈前鋸筋枝、Tra. br.：胸背動脈横行枝、Des. br.：胸背動脈下行枝、TDAP-sc：胸背動脈筋間中隔穿通枝、TDAP-mc：胸背動脈筋内穿通枝、LTAP：外側胸動脈穿通枝、LICAP：外側肋間動脈穿通枝（赤字は側胸部で用いられる代表的な穿通枝）

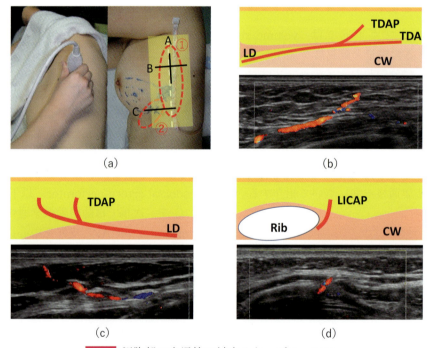

図2 側胸部の穿通枝に対するドップラーエコー
(a) 検査は側臥位にて行う。後腋窩ひだから尾側に5～13cmの高さ、広背筋前縁前後5cmの範囲（赤点線①）で検索を行う。その前下方（赤点線②）にはLICAPが分布する。
(b) 広背筋前縁付近、長軸方向（図a-A）でプローブを操作した際には、広背筋と胸壁の間を下行するTDAから皮膚方向に立ち上がる穿通枝（TDAP）が確認できる。
(c) 広背筋前縁付近、短軸方向（図a-B）でプローブを操作した際には、広背筋前縁から筋肉内を穿通する血管が確認できる。
(d) 乳房外下方、短軸方向（図a-C）でプローブを操作した際には、肋骨脇から立ち上がるLICAPが確認できる。
TDAP：胸背動脈穿通枝、TDA：胸背動脈、LD：広背筋、CW：胸壁、LICAP：外側肋間動脈穿通枝
＊超音波断面像は典型画像であり、おのおの別症例

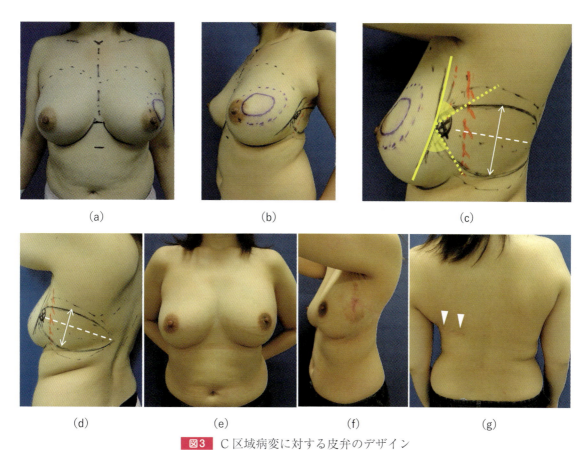

図3 C区域病変に対する皮弁のデザイン
術前デザイン：(a) 正面像，(b) 斜位像，(c) 側面像，(d) 背面斜位像
皮弁上下皮膚を切り離す場合は皮膚尖端角（黄色扇部）が鋭角になりすぎないように注意する。穿通枝の位置から，ブラジャーラインに沿って水平線（白点線）を引き頭尾方向で皮膚をつまみ，一次閉鎖が可能な幅（白両矢印，最長でも7cm程度）を確認しながら，紡錘形の皮膚切開線を設定する。
術後外観：(e) 正面像，(f) 側面像，(g) 背面像
背部創（白矢頭）は下着に隠れやすい。

方に前後して存在している[7]。また，この部位にはLTAPも分布し使用が可能であるが，腋窩郭清時や，場合によってはセンチネルリンパ節生検時においても本幹であるLTAが結紮切離されてしまう可能性を念頭に置く必要がある。これらの穿通枝は互いに交通がみられることもあり，術前に区別できるとは限らない。臨床的にこれらの穿通枝を同定するためには，後腋窩ひだから尾側に5～15cmの高さ，広背筋前縁前後5cmの範囲で検索を行う。そこで同定された穿通枝のなかから，欠損部に近く信頼に足る太さ（血管径0.5mm以上）の穿通枝を選択する（図2）。それより穿通枝が細い場合は，複数本をまとめて広背筋前縁ごと挙上する後述の方法，筋体温存広背筋皮弁（Muscle-sparing latissimus dorsi myocutaneous flap：MS-LDMF）を用いたほうが安全である。

皮弁のデザインは，選択された穿通枝を皮弁内に含むように行う（図3）。穿通枝は皮弁の中央部にあるほうが皮弁の血行にとってはよいが，有茎皮弁においては穿通枝をピボットポイントにして皮弁の移動を行うため，穿通枝を皮弁の端にもってきたほうが皮弁を移動しやすくなる。しかし，極端に端にすると血行が不安定になり，皮弁遠位端まで十分な血行が届かなくなる可能性があるので注意する。選択された穿通枝から背側方向に向かって水平線を設定し，これが閉創後の創の位置となる。可能であればブラジャーラインに一致させたほうが，下着着用時には創が目立たなくなる（図3g）。設定した水平線の上下で皮膚をつまみ，一次縫縮が可能な幅（通常，7cm以内にとどめる）を確認しながら皮弁の上下縁を決定する（図3c）。近位端は乳房外縁とし，遠位端は最長でも背部中央から3cm手前までとして，採取量に応じて短縮する。平均的には上下方向7cm幅，水平方向20～22cmの紡錘形皮弁となることが多い（図3d）。C区域の病変に対しては，乳房外縁に皮弁の近位端が垂直に入り込むような形のデザインとなる。この際，上下の皮膚末端の角度が鋭角すぎると皮膚壊死をきたすので，30度

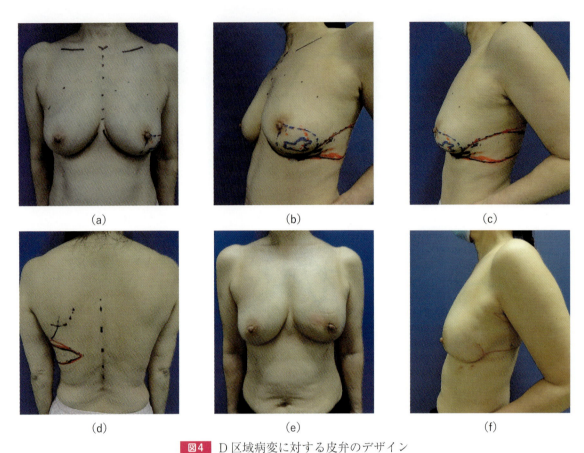

図4 D区域病変に対する皮弁のデザイン
術前デザイン：(a) 正面像，(b) 斜位像，(c) 側面像，(d) 背面像
術後：(e) 正面像，(f) 側面像

以上の角度を確保するように気を付ける（図3c）。D区域の病変ではLICAPを用いることも可能となり，その場合はより前方に皮弁位置を移動することができ，乳房外縁と皮弁上縁を一致させるようなデザインとなる（図4）。

手術手技

手術体位は多くの場合，仰臥位で乳癌の切除を行ったのち（図5a），患側を上にした側臥位としている（図5b）。側臥位においては脇枕や脱気式マットレスを用い，腋窩神経の障害と循環障害を防止する（図6a, b）。腫瘍のマーキングのみ仰臥位で行い，ただちに側臥位や半側臥位として，切除から再建まで同一体位で行うことも可能である（図6c, d）。しかし，体位変換の省略により手術時間が短縮する利点がある一方で，上肢位の変化によりセンチネルリンパ節の位置が通常と異なったり，腋窩郭清がむずかしくなったりする可能性がある。また，切除再建同一体位だと，側臥位や半側臥位の時間が長くなるため，体位や固定方法には慎重を要する。腋窩郭清のために側臥位で上肢を長時間外転した症例において，術後数日間続く一時的な末梢神経障害を経験した。そのため，腋窩郭清の可能性がある症例では同一体位を避けたり，上肢固定位置を術中に変更したりして合併症の予防に努めている。

皮弁切開前に止血効果を期待して25万倍希釈アドレナリンを切開線および剥離ラインに注入したのち，切開を開始する。この際，穿通枝周囲は注入を控える。背部皮下脂肪は浅層と深層の2層に分かれている。浅層は脂肪小葉が粒状でクッションの役割を果たす防御性脂肪筋膜系（Protective adipofascial system：PAFS）と呼ばれ，深層は脂肪小葉が扁平で皮膚に可動性を与える潤滑性脂肪筋膜系（Lubricant adipofascial system：LAFS）と呼ばれている[8]。そのため，背部皮膚切開はLAFSの手前まで垂直に行い，その後，PAFSとLAFSの2層の間を進み，3cmほどLAFSの脂肪組織を付けている（図5c）。これはVolume付加のために行っているが，この部分を延長しすぎても血行不良となる可能性が高いため，3cm程度にとどめている。広背筋前面まで到達したら，皮弁を広背筋上で挙上していく（図5d）。小血管は焼灼しながら進

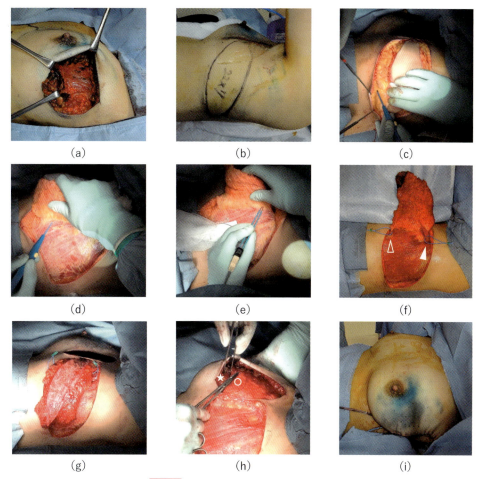

図5 術中操作（図3と同一症例）
(a) 乳腺部分切除後，(b) 側臥位へと体位変換する。
(c) 側背部を切開し，穿通枝皮弁の頭尾側の LAFS と PAFS の間で切開を進める。
(d) 広背筋膜面からの皮弁挙上，(e) バイポーラ鑷子による止血。
(f) 挙上された皮弁。TDAP（矢頭）と LICAP（白抜き矢頭）の2本の穿通枝で栄養されている。
(g) 皮弁の脱上皮後，(h) 皮弁（丸印）と乳腺断端（星印）の縫合，(i) 閉創後。

むが，時折，出現する太い穿通枝に関しては結紮切離しながら皮弁挙上を進める。穿通枝周囲に近づいてきたら，電気メスによる焼灼より，バイポーラ鑷子を用いた止血のほうが，穿通枝への通電を避けることができ，安全である（図5e）。穿通枝の予定位置より前に太い穿通枝が出現することがある。その場合は，念のため，すぐには切離せず，ベッセルループなどで確保しておき，より中枢側で血管が確保できた時点で切離するようにする。こうすることで，穿通枝の位置を誤認して，栄養血管をすべて切離してしまうことが回避できる。穿通枝が温存できているか不安な場合は，ドップラー聴診器やドップラーエコーを清潔操作で使えるようにカバーしたもので確認している。しかし，術中は明らかな拍動が検出できないこともあり，術前に確認した穿通枝位置の周囲では慎重かつ繊細な操作を心掛ける。穿通枝が容易に確認される場合，ベッセルループを用いて確保してしまったほうが，周囲の組織とともに誤って切離してしまうことは少ないと考えるが，皮弁の移動に差し支えない範囲で皮弁が挙上できれば必ずしも露出する必要はない。むしろ，露出しすぎることで脆弱な血管が容易に牽引などのストレスに晒されやすくなる。

穿通枝は信頼に足る一本を確保できれば十分であるが，可能な限り複数，皮弁内に確保したほうが血行は安定すると考える。しかし，穿通枝を複数含めれば，皮弁移動の自由度は低下し，2本入れた場合には必然的に turn over の形で皮弁を欠損部へと充填することとなる（図5f）。皮弁の移動には rotation と turn over の2種類がある。乳房の皮膚欠損を補うため，皮弁の皮膚を露出させる必要がある場合は rotation の必要があるが，経験的には turn over の形で充填することが多く，そのほうが柔らかな脂肪面が皮膚側にくるため，乳房皮下に硬い皮膚を触れてしまうことがなく，都合がよい。Rotation の場合は血管の捻じれによ

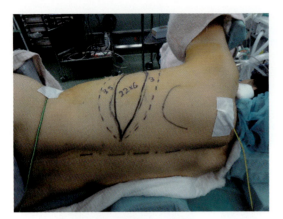
(a) 右側臥位：背側

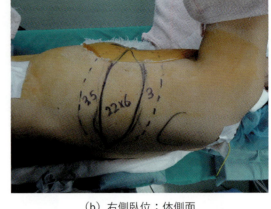
(b) 右側臥位：体側面

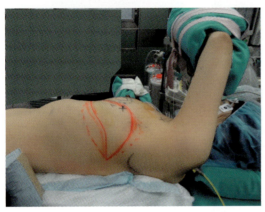
(c) 右半側臥位：背側斜め

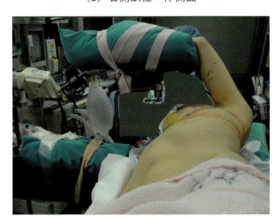
(d) 右半側臥位：尾側

図6 皮弁挙上時の手術体位

る血流低下を回避するため，180度以上の回転は避ける。

挙上された皮弁は表皮を脱上皮化したのち（図5g），欠損部へと補填する。皮弁は切除したポケットにそのまま入れ込むだけで周囲との縫着は必要がないとの意見もあるが，術後に思わぬ変形を招くこともあり，われわれは切除した乳腺の形を模倣して形成したのち，欠損部の乳腺断端と縫着している（図5h）。乳腺断端と皮弁の縫合は段差ができないように注意する。この操作は側臥位の状態でできる限り行っておいたほうがよい。仰臥位で行おうとすると，重力で皮弁が手前側に落ちてきてしまうため，奥まで皮弁を挿入することがむずかしくなる。背部皮下および乳房皮下にドレーンを留置し，背部皮膚を縫合閉創する。乳房はステープラーにて仮閉鎖とする。仰臥位に戻し，上体を起こし，半坐位にしたのち，乳房形態の左右でのバランスを確認し，閉創する（図5i）。

欠損部が外側でない場合の対応

典型的なTDAP flapでは広背筋前縁付近より穿通枝が生じるため，血管茎の長さの問題から乳房外側の欠損に適応が限られる。しかし，本幹であるTDA下行枝まで剥離を行えば，より長い血管茎をもつ皮弁として利用が可能である（図7）。この術式は，穿通枝に付着させる広背筋の量に応じて筋体温存広背筋皮弁（MS-LDMF）と呼ばれたり[9]，筋体温存胸背動脈穿通枝皮弁（MS-TDAP flap）と呼ばれたりする[10]。これらの術式では，TDA分岐部（下行枝と横行枝の分岐部）をピボットポイントとして皮弁を移動させることになる（図7c, d）。そのため，分岐部から欠損部までの長さを計測し，その長さ以上に尾側で穿通枝を確認し，その部分を含めた皮弁をデザインする（図7a, b）。この広背筋前縁の一部を用いる方法は，血管茎を延長したい場合だけではなく，TDAPが細い場合に，複数の穿通枝を含んだ筋体として安全に挙上できるという点でも有用である。

Tips

採取する皮弁量について

Replacement techniqueの一つである本法においては，切除量に見合う組織の補填が重要である。近年で

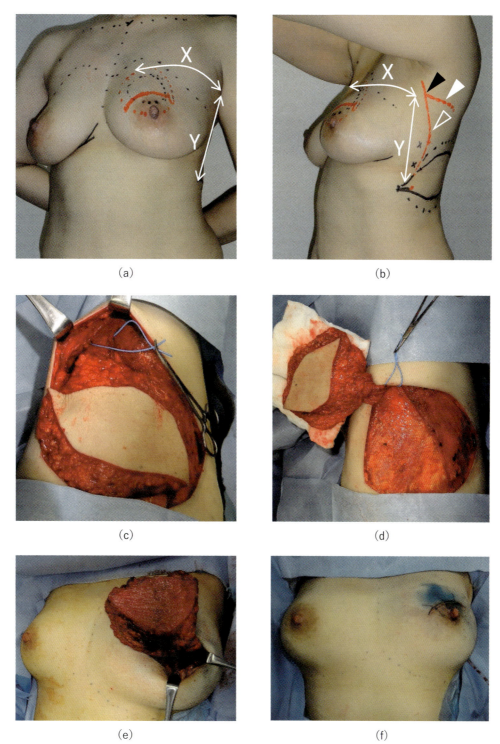

図7 Muscle-sparing latissimus dorsi myocutaneous flap（MS-LDMF）
TDA下行枝を含んだ広背筋前縁をTDA分岐部より末梢で帯状に分割することで血管茎を長く確保することができ，乳房上内側（A）区域欠損の補填も可能である．
　X：TDA分岐部（下行枝と横行枝の分岐部）から欠損部までの長さ．
　Y：同分岐部から皮弁内側縁までの長さ．
　X＜Yとなるように皮弁を設定する．
（a）斜位像．腫瘍はA区域に存在する．
（b）側面像．下行枝（白抜き矢頭）と横行枝（白矢頭）の分岐部（黒矢頭）をピボットポイントとする．
（c）背部より皮弁を挙上したところ．
（d）帯状の筋体を分割する．
（e）乳房後隙を通して欠損部へと皮弁を充填したところ．皮弁は脱上皮化している．
（f）閉創後．

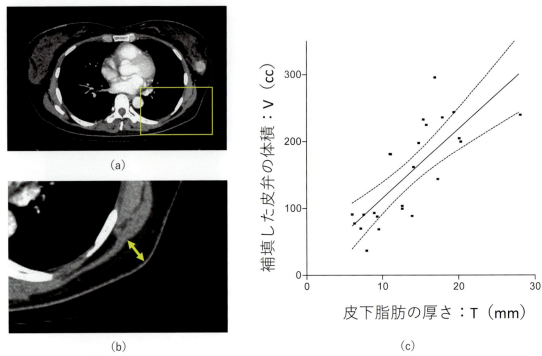

図8 CT 画像における皮下脂肪の厚さから挙上可能な皮弁体積を概算する方法
(a) 乳頭の高さの CT 断面像。
(b) (a) の黄色領域の拡大像。接地していない広背筋上の皮下脂肪の厚さ [T(mm), 黄両矢印の長さ] を計測する。
(c) 皮下脂肪の厚さ [T(mm)] と術後 CT にて計測された皮弁の体積 [V(cc)] の関係。
相関係数（r＝0.78），単回帰直線：V＝10T＋12。厚さ 10mm では 112cc，20mm では 212cc となる。

はさまざまな三次元画像解析システムが使用可能となってきており，切除量や採取皮弁量の予測に用いられている[5]。しかし，範囲の設定や不要な領域の除去など，煩雑な部分があるため，われわれが用いている簡便な皮弁採取量の概算ルールを紹介する（図8a～c）。

当科において安全に一時閉鎖可能な最大限の皮弁を採取した症例を対象に，術後照射前 CT 画像から補填した皮弁組織量（V）を計測した。V と乳頭の高さの axial 断面における背部皮下脂肪の厚さ（T）は相関関係にあり，V (cc)＝10T (mm)＋12 で近似された。

これにより，厚さ 10mm では 112cc，20mm では 212cc と，背部皮下脂肪の厚さの値を 10 倍とすることで最大採取皮弁体積が概算でき，われわれは"10 倍ルール"として症例選択の時点での参考にしている。大まかではあるが，得られる最大組織量の目安となり，手術時に得られた標本体積をもとに皮弁採取量を多少増減させている。T＜5mm のやせた症例は，ほぼ皮膚のみの採取になってしまうので本手術の対象外である。

また，術後の皮弁体積の減少に関して，CWPF は広背筋皮弁（LDMF）とくらべて筋体の萎縮がない分，術後の皮弁体積減少が少ない。自験例では，一次一期部分再建後の皮弁体積は，放射線照射を加えても，2 年までは減少するが，それ以降の減少はみられず，5 年の経過で 2 割以内の減少にとどまっていた[5]。そのため，補填する組織量は，欠損量と等量～1 割増し程度としている。

穿通枝周囲の処理について

穿通枝の位置が乳房欠損部のすぐ脇に存在すれば皮弁を背側から挙上していき，皮弁が欠損部に余裕をもって到達することが確認できれば，それ以上の剥離は必要がない（図9a）。広背筋前縁を回り皮膚へと到達する TDAP-sc が存在する場合は，広背筋前縁まで皮弁の剥離が可能となるため比較的容易に欠損部へと充填が可能となる（図9b）。しかし，TDAP-sc が存在する頻度は 55％ と報告されており[6]，胸背動脈筋内穿通枝（TDAP-mc）を使わざるを得ないこともある．その場合，欠損部までの距離を稼ぐために，穿通枝の立ち上がる位置より背側で筋束に沿って周囲より剥離したり（図9c），必要に応じて，穿通枝の末梢側で下行する血管を処理して一部筋体ごともち上げたりすることがある（図9d）。この際の処理においては，穿通枝へのダメージを回避するために，穿通枝の直近ではな

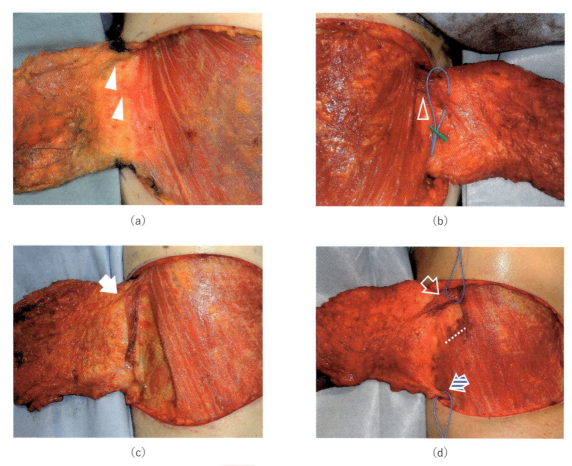

図9 穿通枝周囲の処理
(a) 皮弁が欠損部に十分到達するのであれば，血管を無理に露出する必要はない。穿通枝が透見している（白矢頭）。
(b) 広背筋前縁を回り皮膚へと到達する TDAP-sc（白抜き矢頭）が存在する場合は筋肉の剥離が必要ない。
(c) 筋間穿通枝（白矢印）を含む筋体を筋束に沿って分離し，皮弁が欠損部に届きやすくしている。
(d) 筋間穿通枝（白抜き矢印）立ち上がる位置より末梢側で下行する血管を処理（点線）して一部筋体ごともち上げた。LICAP（縞矢印）も皮弁に含めている。

く，血管周囲に筋が少し付着するくらい距離を置いている。LICAP の場合はこのような手法を用いることはできない。

まとめ（おわりに）

側胸部の CWPF は外側領域における全乳房の 25% 程度の欠損の補填に有用であり，おもに TDAP, LICAP, LTAP の穿通枝皮弁が利用可能である。穿通枝皮弁は筋皮弁にくらべてドナー部位の侵襲が少ない術式であるが，穿通枝周囲の慎重な剥離操作や皮弁の愛護的な取り扱いに注意を要する。安全な手術施行のためには，ドップラーエコーによる術前の血行評価が重要である。

文 献

1) Fujimoto H, Ishikawa T, Satake T, et al: Donor site selection and clinical outcomes of nipple-areola skin-sparing mastectomy with immediate autologous free flap reconstruction: a single-institution experience. *Eur J Surg Oncol* 2016; 42: 369-75.
2) Hamdi M, Landuyt KV, Hijjawi JB, et al: Surgical technique in pedicled thoracodorsal artery perforator flaps : a clinical experience with 99 patients. *Plast Reconstr Surg* 2008; 121 : 1632-41.
3) McCulley SJ, Schaverien MV, Tan V, et al: Lateral thoracic artery perforator (LTAP) flap in partial breast reconstruction. *J Plast Reconstr Aesthet Surg* 2015; 68: 686-91.
4) 藤本浩司：側胸部有茎穿通枝皮弁による再建を併用した乳房温存術．*Oncoplast Breast Surg* 2017; 2: 6-11.
5) Fujimoto H, Shiina N, Nagashima T, et al: Oncoplastic breast-conserving surgery using chest wall perforator flaps: Three-dimensional quantitative analy-

sis of the percentage of breast volume excised and changes over time in flap volume. *J Surg Oncol* 2019; 121: 216-23.
6) Heitmann C, Guerra A, Metzinger SW, et al: The thoracodorsal artery perforator flap: anatomic basis and clinical application. *Ann Plast Surg* 2003; 51: 23-9.
7) Hamdi M, Van Landuyt K, de Frene B, et al: The versatility of the inter-costal artery perforator (ICAP) flaps. *J Past Reconstr Aesthet Surg* 2006; 59: 644-52.
8) 今西宣晶: 乳房の膜構造と脂肪との関係・翔瘤の臨床 2011; 26: 649-55.
9) Saint-Cyr M, Nagarkar P, Schaverien M, et al: The pedicled descending branch muscle-sparing latissimus dorsi flap for breast reconstruction. *Plast Reconstr Surg* 2009; 123: 13-24.
10) Hamdi M: Commentary on: Modified muscle-sparing latissimus dorsi with implant for total breast re-construction-extending the boundaries. *J Plast Reconstr Aesthet Surg* 2010; 63: 1503-4.
11) Miyamoto S, Arikawa M, Kagaya Y, et al: Septocutaneous thoracodorsal artery perforator flaps: a retrospective cohort study. J Plast Reconstr Aesthet Surg 2019; 72: 78-84.

IV. Volume replacement：ステップ 2

有茎穿通枝皮弁を用いたオンコプラスティックサージャリー② 乳房下部

藤本　浩司[1]

要旨

　有茎穿通枝皮弁を用いたオンコプラスティックサージャリー OPBCS Volume replacement レベル2の手技である。本稿ではそのうち，肋間動脈穿通枝（Intercostal artery perforator：ICAP）皮弁を主とした乳房下部の胸壁穿通枝皮弁（Chest wall perforator flap：CWPF）について取り上げる。本術式の対象は下部（B, D）区域乳房の欠損を伴う症例である。ICAP は乳房下溝線沿いに存在し，それを茎とした皮弁を乳房下部より挙上し，欠損部を補うことで整容性の向上が可能となる。乳房下部の CWPF で補填できる欠損量は限られるが，あらたな切開創の追加を必要とせず，術中体位変換も必要としない。本術式の術前デザイン，術中操作と注意点，Tips について解説する。

はじめに

　OPBCS ステップアップガイドでは，volume replacement も充填できる組織量と難易度を加味してステップ1とステップ2に分類した。ステップ2はおもに広背筋皮弁や穿通枝皮弁等の有茎弁を欠損部に充填する方法で，多くの組織量が得られ，充填できる領域の自由度もステップ1より高い。侵襲もステップ1より高い。

　本稿では，ステップ2の手技である有茎穿通枝皮弁のうち，乳房下部の有茎穿通枝皮弁について紹介する。

概念

　穿通枝皮弁とは，筋体を用いず穿通血管のみで栄養される皮弁である。乳房周囲の胸壁にはさまざまな穿通枝が存在し，有茎穿通枝皮弁として挙上可能である。これらは胸壁穿通枝皮弁（Chest wall perforator flap，以下 CWPF）[1,2] とも呼ばれ，乳房全摘後の再建に必要な組織量を補うことはできないが，乳房部分切除後欠損（全乳房の25％程度の欠損まで）を補填することは可能である。

　CWPF はおもに2つの系統に分かれ，①側胸部に存在する穿通枝を用いて側胸部から背部に向かう側胸部の CWPF と，②乳房下溝線沿いに存在する穿通枝を用い乳房より下方の胸壁から挙上する乳房下方の CWPF である。前稿では胸背動脈穿通枝（Thoracodorsal artery perforator：TDAP）皮弁を中心に①を解説した。本稿では肋間動脈穿通枝（Intercostal artery perforator，以下 ICAP）皮弁を中心に②を解説する。

適応

　乳房下方の穿通枝を基点にして皮弁を移動する必要があり，血管茎も短いため，乳房下部（B, D）区域の病変がおもな対象である。得られる組織量はあまり多くはなく，50〜150cc 程度である。皮下脂肪の量に依存するため，やせている症例で欠損量とのバランスで十分な補填ができないのであれば，相対的な禁忌となる。

術前の穿通枝マーキング・皮弁デザイン

　乳房下方皮弁に用いられる穿通枝としては，おもに肋間動脈穿通枝（ICAP）と上腹壁動脈穿通枝（SEAP）がある（図1）。肋間動脈は胸部大動脈と内胸動脈をつなぐアーケードになっており，背側から，椎骨部，肋間部，筋間部，腹直筋部の4つの部位に分けられる。そのうち，筋間部，腹直筋部に生じる穿通枝を前肋間動脈穿通枝（Anterior intercostal artery perforator，以下 AICAP），肋間部に生じる穿通枝を外側肋間動

[1] 千葉大学臓器制御外科

脈穿通枝（Lateral intercostal artery perforator：LICAP）と呼んでいる[3]。AICAPは，乳房下溝線の位置で剣状突起から前腋窩線までの範囲に存在し，Lopesら[4,5]は，AICAPを外側，中間，内側に三等分し，解剖例と臨床例において詳細な検討を行った。その結果，肋間穿通枝は外側で数が多く，径も太い。内側は径が最も細く，中間は太めだが数は少なく，ときに認められなかったと報告している。SEAPは浅もしくは深上腹壁動脈から生じる穿通枝である。特に剣状突起の尾側0.5～1cmで立ち上がる表在性の枝は，乳房下部領域の欠損に対して有用である[6]。

乳房下方穿通枝皮弁のマーキングは，仰臥位にて乳腺部分切除のマーキングを行ったのち，引き続き同体位で行う。12～18MHz程度の体表用高周波リニアプローブを用いて，カラードプラエコーを行う。乳房下方の穿通枝皮弁で使用する穿通枝は，乳房下溝線に沿って存在することが多いため[7]，胸骨外縁から前腋窩線までの範囲を乳房下溝線に沿った形で，頭尾幅5cmの帯状の範囲でプローブを操作し，穿通枝を検索する（図2）。そのなかから，欠損部に近い1～2本

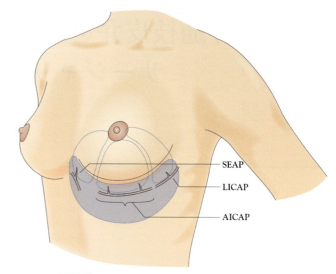

図1 乳房下部において利用できる穿通枝
SEAP：上腹壁動脈穿通枝，外側胸動脈，LICAP：外側肋間動脈穿通枝，AICAP：前肋間動脈穿通枝

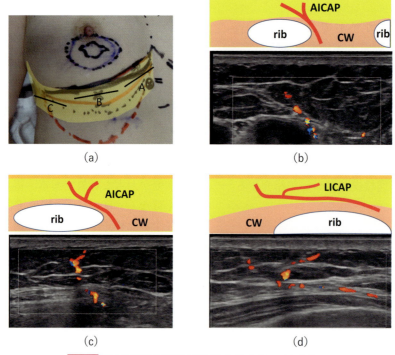

図2 乳房下部の穿通枝に対するカラードプラエコー
(a) 検査は仰臥位にて行う。乳房下溝線沿いに頭尾側5cm幅の帯状の範囲後（黄色領域）で検索を行う。A：図2b画像のプローブ位置，B：図2cのプローブ位置，C：図2d画像のプローブ位置。
(b) 乳房下溝線内側付近（図2a，位置A）では，AICAP内側部やSEAPが確認できる。
(c) 乳房下溝線中央付近（図2a，位置B）では，AICAP中央部が確認できる。
(d) 乳房下溝線外側付近（図2a，位置C）では，AICAP外側部やLICAPが確認できる。
AICAP：前肋間動脈穿通枝，CW：胸壁，rib：肋骨，LICAP：外側肋間動脈穿通枝，SEAP：上腹壁動脈穿通枝
＊ 超音波断面像は典型画像であり，おのおの別症例

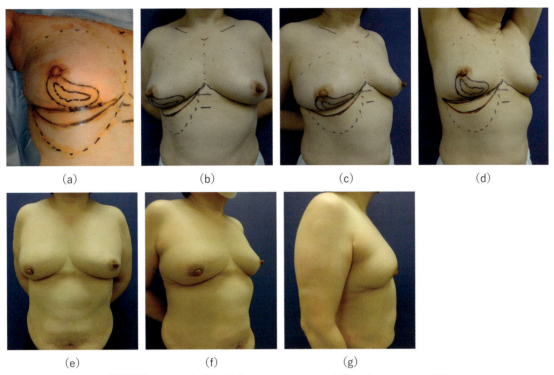

図3 B区域病変に対するAICAP flapを用いたOPBCS症例
術前デザイン：(a) 臥位正面像，(b) 立位正面像，(c) 立位斜位像，(d) 立位斜位像（上肢挙上）
メルクマールとして，鎖骨下縁，胸骨切痕，正中線，乳房下溝線，乳頭の高さ，乳房下溝線の高さもマークする。
術後外観：(e) 正面像，(f) 斜位像，(g) 側面像。
術側（右側）で乳頭がやや下方を向いているものの，乳房の全体的な形態は保たれている。

を選択しマーキングしておく。皮弁は選択した穿通枝を含み，上縁を乳房下溝線に，下縁をその尾側2〜3cmとした三日月状にデザインする（図3a）。頭尾幅を長くし過ぎると，閉創時に引き上げる腹部皮弁の緊張が強くなり，乳房下溝線の高さを左右で合わせるのがむずかしくなる。皮弁下縁には組織採取量を増やすために脂肪弁を延長するが，あまり長くし過ぎても十分な血行は保たれないので3〜4cmにとどめる。目安としては肋骨弓下端をこえないことである。皮弁のマーキング自体は仰臥位で行い，立位でもデザインを確認しておく（図3b〜d）。特に立位で乳房下溝線の切開線がみえるのか否かは重要で，乳房下溝線沿いの切開線が露出するかによって，適応が決まるわけではないが，通常の部分切除より切開創が長くなり，正面からみえる創になることは患者に伝えておく必要がある。

立位では目印となる部位もマーキングする。鎖骨下縁，胸骨切痕，正中線，乳房下溝線を描き，正中においては乳頭の位置，乳房下溝線の高さもマークする。対側の乳房下溝線の高さも，立位と臥位での位置変化が少ない正中部でマーキングしておくようにする。これらデザインの前後では写真撮影を行っておく（詳細は本誌―Basic OPBCS編―を参照[8]）。

手術手技

手術体位は乳癌の切除を行った仰臥位のままとする（図4a）。皮弁切開前に，止血効果を期待して25万倍希釈アドレナリンを切開線および剥離ラインに注入したのち，切開を開始する。この際，穿通枝周囲は注入を控える。三日月状皮弁の下縁を切開し（図4b），尾側に向かって脂肪弁を作成していく（図4c）。この際，脂肪組織の過剰な採取は季肋部皮膚の壊死につながる危険性もあり，皮下深層の脂肪組織（潤滑性脂肪筋膜系（Lubricant adipofascial system：LAFS））のみ採取し，浅層の脂肪（防御性脂肪筋膜系（Protective adipofascial system：PAFS））は皮膚側に残すよう心掛けている[9]。採取すべき脂肪弁の下縁まで達したら，脂肪弁を筋膜上で剥離，挙上していく（図4d）。穿通枝に近づいたら，剪刀を用い穿通枝を慎重に剥離，同定を行う。穿通枝を確認したらベッセルループを用いて確保する（図4e）。皮弁の移動に支障がなければ，穿通枝は必ずしも露出する必要はない。しかし，皮弁の挙上に集中するあまり，穿通枝を不用意に損傷してしまう可能性もあるため，ベッセルループで確保してしまったほうが安心な面もある。皮弁挙上後，われわれ

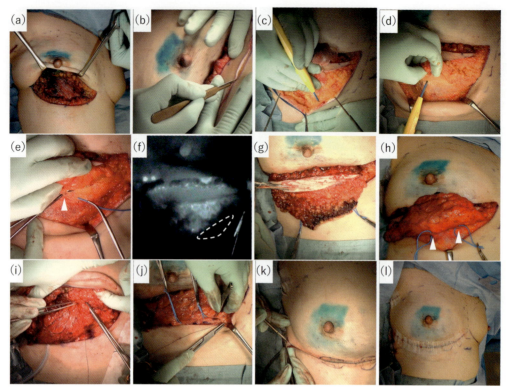

図4 図3症例における術中操作
(a) 腫瘍摘出後の欠損部。
(b) 皮島尾側縁の皮膚切開（左上方が頭側）。
(c) 脂肪弁の作成。
(d) 脂肪弁を浅筋膜上で挙上していく。
(e) 穿通枝（白矢頭）をベッセルループで確保する。
(f) ICG造影。白点線領域は不染域を示す。
(g) ICG造影の不染域を切除し，挙上された皮弁の皮島部分を脱上皮化する。
(h) 穿通枝を基部に皮弁を翻転する。本症例では穿通枝（白矢頭）は2本温存された。
(i) 乳腺切離断端（星印）と皮弁（丸印）を縫合し，欠損部を補填する。
(j) 腹部の皮弁上縁を元の乳房下溝線の位置まで引き上げて，縫合固定する。
(k) 必要に応じて外側でドッグイヤーを修正する。
(l) 閉創後。

はICG造影を行っている（図4f）。これは必須ではないが，実際に血行が及んでいる範囲を可視化できるため，血行への理解が深まり，次症例における改善につながる。皮弁採取量に制限があるため，非造影部分のトリミングは最小限とするが，明らかな造影不良部分は残しても，最終的には脂肪壊死となり，術後トラブルにつながるため切除している。皮島を脱上皮化する（図4g）。皮弁を欠損部へと充填する。図の症例では離れた2本の穿通枝を残したため，turn overの形で欠損部へと充填した（図4h）。皮弁の充填にはturn overとrotationがあるが，われわれはturn overで行うことが多い。それは，①穿通枝が乳房下溝線沿いに存在し，より血行を確保するため複数使用する場合には必然的にturn overになる，②turn overのほうが皮弁の柔らかな脂肪側が皮下にくる，③turn overした際の基部の盛り上がりが下部乳房の膨らみを再現するのに好ましい，といった理由による。一方，太い穿通枝があり，皮膚欠損のため皮弁皮膚を露出させる必要がある場合などはrotationのよい適応となる。欠損部の形状に合わせて皮弁を形成，残存乳腺断端と皮弁に段差が出ないように縫合する（図4i）。皮弁採取部に吸引式ドレーンを挿入し，上腹部の皮膚を元の乳房下溝線の位置まで引き上げ縫合固定し，あらたな乳房下溝線を作成する。この際，固定する部分は穿通枝と近くなることが多いため，穿通枝を傷つけないように注意して縫合する必要がある（図4j）。乳房皮膚縁を引き下げて，引き上げた上腹部皮膚縁とステープラーで仮固定したのち，上半身を挙上して，左右乳房のバランスをチェックする。再建乳房の形に問題がなければ，乳房皮下にもドレーンを挿入し，閉創する。上縁より下縁の距離のほうが長くなるため，閉創時にはドッグイヤーとなりやすい。そのため，創外側でドッ

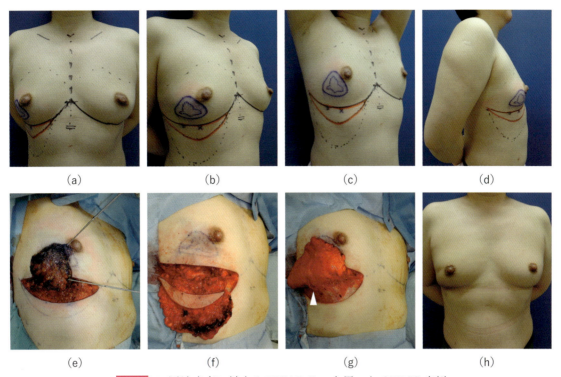

図5 D区域病変に対するLICAP flapを用いたOPBCS症例
術前デザイン：（a）正面像，（b）斜位像，（c）斜位像（上肢挙上），（d）側面像。
術中：（e）腫瘍摘出時（摘出標本を摘出部位においての撮影），（f）皮弁挙上後，（g）皮弁翻転時 LICAP（白矢頭）が確認される。
術後：（h）術後2年経過時の外観。

グイヤーを修正し，閉創することが多い（図4k, l）。

引き上げた上腹部皮膚の裏に漿液腫が形成されやすい。そのため術後早期には，皮弁採取部をバンデージで軽度に圧迫する。動作制限などは特に行っていない。創部での漿液貯留がなくなったら，通常の乳房温存療法と同様に放射線照射を行う。術後3年の概観を示す（図3e～g）。

D区域病変に対しても本手技の適応が可能である。図5の症例では，図3の症例より皮弁の位置を外側にデザインしている。D区域病変の場合，前稿で紹介した背部側に皮弁をデザインする方法も用いることができるが，より小範囲の切除であれば，本法のほうが背部にあらたな切開創を追加することなく，手術時間も体位変換がないため短くなる（図5）。

Tips

乳房下溝線の作成について

皮弁挙上後閉創時に，乳房下溝線の位置まで上腹部皮弁をもち上げて固定する。その際，引き上げた上腹部皮弁上縁を予定した乳房下溝線の高さで胸壁と縫着し乳房皮膚と縫合すると，実際の皮膚は縫着点よりや頭側にて屈曲しやすい。これは皮膚が厚く硬い場合，より顕著である。そうすると，実際には予定した高さより頭側で乳房下溝線が形成され（図6a），下部乳房がやや嵌入気味になってしまう。それを避けるため，腹部皮膚は上縁より1～2cm尾側の位置を予定の乳房下溝線よりやや下方で胸壁と縫合固定したほうが，乳房下溝線が自然な形になりやすい（図6b）。また，皮弁は穿通枝によって胸壁に固定されているが，それ以外の部分では移動が自由である。そのため，創部が治癒・収縮する過程で皮弁が上方にもち上がることが起きうる（図6c, d）。これも乳房下溝線位置が予定より上がる場合の一原因と考えており，この防止のために，穿通枝の流入部以外では挙上した皮弁の脂肪を包む線維性被膜などを乳房下溝線の形に合わせて胸壁に縫合している。その際には穿通枝を傷付けないように注意し，軽くtackingするだけで十分である（図6e, f）。

まとめ（おわりに）

乳房下部のCWPFについて解説した。乳房下部のCWPFは得られるボリュームに限りがあるため，適応可能な症例は限られるが，あらたな切開創を追加する必要がなく，術中体位変換も必要としない。乳房下

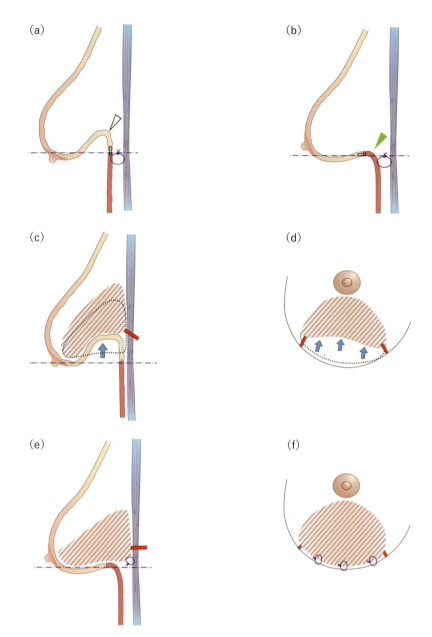

図6 乳房下溝線の作成

(a〜c, e) は乳房側面図, (d), (f) は乳房正面図
(a) 引き上げた上腹部皮弁上縁を予定した乳房下溝線の高さ（点線）で胸壁と縫合すると，乳房皮膚の折れ曲がり（白矢頭）によって乳房下溝線が形成されるため，実際には予定した高さより頭側で乳房下溝線が形成されることになる。
(b) 腹部皮膚の上縁より1〜2cm尾側の位置を予定の乳房下溝線よりやや下方で胸壁と縫合固定すると，腹部皮膚で折れ曲がり（斜線矢頭）乳房下溝線が自然な形になりやすい。
(c,d) 皮弁は穿通枝の流入部をのぞき，移動が自由である。そのため，創部の治癒過程で皮弁が上方に移動しやすく，予定した乳房下溝線より頭側で屈曲が起きる。
(e,f) 乳房下溝線の形に合わせて皮弁脂肪組織の被膜を胸壁にtackingしておく。すると，皮弁の移動が起こらず，予定していた乳房下溝線の位置で皮膚の屈曲が起きる。
肌色：乳房皮膚，赤色：上腹部皮弁，青色：胸壁，斜線：挙上した皮弁。

部領域は少量の欠損でも変形をきたしやすい部位であり，本法による修正を行うことは非常に有用である。一方で，脂肪壊死をきたすと変形が目立ちやすいため，術前のドプラエコーやICG造影などにより血行に配慮した手術を心掛けることが重要である。

文献

1) Schaverien MK, Kuerer HM, Caudle AS, et al: Outcomes of Volume Replacement Oncoplastic Breast-conserving Surgery Using Chest Wall Perforator Flaps: Comparison with Volume Displacement On-

coplastic Surgery and Total Breast Reconstruction. *Plast Reconstr Surg* 2020; 146: 14-27.
2) Fujimoto H, Shiina N, Nagashima T, et al: Oncoplastic breast-conserving surgery using chest wall perforator flaps: Three-dimensional quantitative analysis of the percentage of breast volume excised and changes over time in flap volume. *J Surg Oncol* 2019; 121: 216-23.
3) Hamdi M, Van Landuyt K, de Frene B, et al: The versatility of the intercostal artery perforator (ICAP) flaps. *J Plast Reconstr Aesthet Surg* 2006; 59: 644-52.
4) Carrasco-Lopez C, Julian Ibanez JF, Vila J, et al: The Anterior Intercostal Artery Flap: Anatomical and Radiologic Study. *Plast Reconstr Surg* 2017; 139: 613e-9e.
5) Carrasco-Lopez C, Julian Ibanez JF, Vila J, et al: Anterior intercostal artery perforator flap in immediate breast reconstruction: anatomical study and clinical application. *Microsurgery* 2017; 37: 603-10.
6) Hamdi M, Van Landuyt K, Ulens S, et al: Clinical ap-plications of the superior epigastric artery perforator (SEAP) flap: anatomical studies and preoperative perforator mapping with multidetector CT. *J Plast Reconstr Aesthet Surg* 2009; 62: 1127-34.
7) 藤本浩司:【乳房再建マニュアル-根治性, 整容性, 安全性に必要な治療戦略-】実践編 乳腺外科医によるオンコプラスティックサージャリー. *PEPARS* 2022; 183: 90-100.
8) 小川朋子, 藤本浩司, 佐武利彦: 乳房温存オンコプラスティックサージャリーステップアップガイド Basic OPBCS 編. *Oncoplastic Breast Surgery* 2022; 7: 14-22.
9) 今西宣晶: 乳房の膜構造と脂肪との関係. *乳癌の臨床* 2011; 26: 649-55.